Step by Step Help for Children with ADHD
A Self-Help Manual for Parents

多动症儿童养育六步法
给家长的自助指南

著　者　［英］Cathy Laver-Bradbury
　　　　［英］Margaret Thompson
　　　　［英］Anne Weeks
　　　　［英］David Daley
　　　　［英］Edmund J. S. Sonuga-Barke

译　者　张　婕司　杨　田　琳

U0377059

世界图书出版公司

西安　北京　广州　上海

图书在版编目（CIP）数据

多动症儿童养育六步法：给家长的自助指南 /（英）凯茜·拉弗 – 布拉德伯里（Cathy Laver-Bradbury）等著；张婕，司杨，田琳译 . —西安：世界图书出版西安有限公司，2022.5（2023.12 重印）

书名原文：Step by Step Help for Children with ADHD: A Self-Help Manual for Parents

ISBN 978-7-5192-9443-4

Ⅰ . ①多… Ⅱ . ①凯… ②张… ③司… ④田… Ⅲ . ① 儿童多动症 – 家庭教育 Ⅳ . ① R748 ② G78

中国版本图书馆 CIP 数据核字（2022）第 066384 号

书 名	**多动症儿童养育六步法：给家长的自助指南**	
	DUODONGZHENG ERTONG YANGYU LIUBUFA: GEI JIAZHANG DE ZIZHU ZHINAN	
著 者	［英］Cathy Laver-Bradbury	［英］Margaret Thompson
	［英］Anne Weeks	［英］David Daley
	［英］Edmund J. S. Sonuga-Barke	
译 者	张 婕 司 杨 田 琳	
策划编辑	马元怡	
责任编辑	张 丹 李 鑫	
装帧设计	新纪元文化传播	
出版发行	世界图书出版西安有限公司	
地 址	西安市雁塔区曲江新区汇新路 355 号	
邮 编	710061	
电 话	029-87214941 029-87233647（市场营销部）	
	029-87234767（总编室）	
网 址	http://www.wpcxa.com	
邮 箱	xast@wpcxa.com	
经 销	新华书店	
印 刷	西安金鼎包装设计制作印务有限公司	
开 本	787mm×1092mm 1/16	
印 张	9.5	
字 数	135 千字	
版 次	2022 年 5 月第 1 版	
印 次	2023 年 12 月第 4 次印刷	
版权登记	25-2022-032	
国际书号	ISBN 978-7-5192-9443-4	
定 价	49.80 元	

医学投稿 xastyx@163.com ‖ 029-87279745 029-87285296
☆如有印装错误，请寄回本公司更换☆

致 谢
Acknowledgements

感谢那些对多动症儿童的养育提出宝贵建议的家长，正是这些宝贵建议让我们了解了如何帮助多动症儿童的父母。

感谢儿童和青少年心理健康服务中心及大学的同事给予我们的帮助和支持。

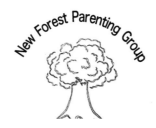

Cathy Laver-Bradbury is a consultant nurse specializing in ADHD at Southampton City Primary Care Trust (PCT), and Pathway Leader for Child and Adolescent Mental Health Services at the University of Southampton.

Margaret Thompson is Honorary Consultant Child and Adolescent Psychiatrist with the Southampton City PCT, an honorary reader in Child and Adolescent Psychiatry and Clinical Director in the Institute of Delay, Impulsivity and Attention at the University of Southampton.

Anne Weeks is a senior nurse, therapist and tutor at the Ashurst Child Development Centre, Ashurst Hospital.

David Daley is a senior lecturer on the North Wales Clinical Psychology Programme, School of Psychology, Bangor University.

Edmund J. S. Sonuga-Barke is Professor of Developmental Psychopathology at the University of Southampton where he is Director of the Institute of Disorders of Impulse and Attention. He is also Visiting Professor in the Department of Experimental Clinical and Health Psychology at Ghent University.

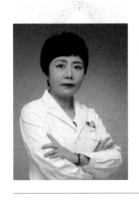

张　婕

儿科学硕士，主任医师，硕士研究生导师。

现任西安市儿童医院儿童保健中心主任、中华医学会儿科分会康复学组青年委员、中国医师协会儿童保健专业委员会委员、陕西省医学会儿童保健分会常委、陕西省预防医学会儿童保健分会副主任委员，同时为全国注意缺陷多动障碍（ADHD）协作组成员、陕西省ADHD防治专家组副组长。

擅长儿童期各种发育行为问题的诊治，对儿童孤独症、儿童ADHD、抽动障碍、语言发育障碍等疾病的诊治具有丰富的临床经验。主持并参与多项省市级课题和全国多中心课题，目前研究方向为神经发育障碍疾病。

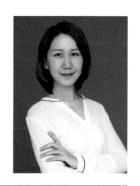

司 杨

香港中文大学社会福利哲学博士，社会工作社会科学硕士，社会工作师，家庭治疗师。

现任深圳市儿童医院社工部社会工作临床服务督导、中国残疾人康复协会社会康复专业委员会委员、广东省医院协会第一届叙事医学与健康人文专业委员会委员、中国社会工作联合会医务社会工作专业委员会理事、深圳市民政局政府购买社会工作服务项目评审委员会专家库成员。

研究领域：儿童精神健康、儿童注意缺陷多动障碍、家庭治疗、家庭研究、社会工作临床实务及研究、医务社工等。从 2016 年开始为 ADHD 儿童家庭提供个体化的行为矫正治疗方案，提供平行小组治疗服务百余人次，与多家小学、社区及媒体平台合作，提供"专注力"讲座及课程，服务惠及上千组家庭。

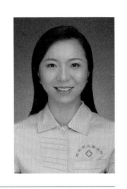

田 琳

心理学硕士，毕业于陕西师范大学心理学院。

现任西安市儿童医院儿童保健中心科研秘书及心理治疗师。曾担任中国科学院心理研究所产业化基地特聘的VIP心理咨询师。任陕西省心理卫生协会会员、陕西保健协会心理专委会委员、陕西省儿童心理健康专委会委员和西安医学会创伤应激心理援助分会委员。

从事儿童青少年心理行为问题评估、咨询辅导、健康宣教和研究工作多年。拥有丰富的临床心理咨询经验，擅长常见发育障碍疾病儿童的心理卫生问题的处理；同时曾为上千组家庭进行疾病宣教和养育指导，得到众多家庭的好评。研究方向为心理学理论与应用（电子邮箱：393661167@qq.com）。

我国注意缺陷多动障碍（ADHD，俗称多动症）儿童人数众多。这类儿童通常注意力不集中，无法专心学习，不能控制自己的冲动和多动行为，给孩子的健康成长带来很大的阻碍。作为一名从业 20 多年的儿童保健医生，每天面对这些天真无邪的孩子、痛苦无奈的家长及焦虑万分的老师，我一直在思索一个问题：我们专业人员如何才能更好地帮助他们呢？

目前 ADHD 的治疗强调在综合干预中，药物治疗由专业医生把关，但 ADHD 儿童的家长也需要掌握一套科学实用的心理行为干预方法，才能给孩子提供最大化的帮助。

据我们了解，目前写给 ADHD 家长的育儿和相关行为治疗书籍非常有限，而且这些书籍大多数都以讲授理论知识为主，缺少实用性强的操作方法和步骤。因此，出版一本既专业、操作性又强的心理行为干预方面的家长自助指南就显得非常有必要。为此我专门成立翻译小组，邀请以"ADHD 儿童及其父母亲职压力"为研究方向的香港中文大学社会福利哲学博士司杨老师，以及常年为 ADHD 家庭提供心理行为指导并得到众多家长好评的心理治疗师田琳老师一同筹划。在我们的精心筛选下，发现了这本由 Jessica Kingsley Publishers 出版、由新森林父母养育小组（New Forest Parenting Group）编写的 ADHD 家庭自助指南。促使我们一致决定翻译此书的重要原因在于，本书中所提到的养育方法不仅已经获得大量跨民族、跨文化的循证研究的支持，而且具有高度实操性。

本书像一名向导一样，使用深入浅出的语言，耐心、仔细地告诉 ADHD 家长需要如何应对养育过程中出现的各类问题。书中介绍的 ADHD 儿童养育方案分为六个步骤。第一步是帮助家长理解和适应孩子的多动症行为。第二步阐述了帮助 ADHD 儿童的策略（例如，支架式教学、把握适合教育的时机、夸奖、建立日程、建立清晰边界和家庭规则等）。第三步教会家长如何通过游戏活动来提高孩子的注意力。第四步讲述了家长应该如何改善与孩子的交流方式，因为良好的亲子关系是实施六步法的基础。第五步对如何在家庭以外的地方管理 ADHD 儿童给出了实际的指导。第六步，即最后一步，介绍了当孩子面临学校或其他重要的生活转变时，家长应提前进行何种准备，并全面总结家长在课程中所学到的所有技巧。

本书着重强调回顾和总结，家长可以通过持续地记录日记，使用相关表格与伴侣或朋友交流来反思每一步骤的执行情况，这样会进一步帮助家长巩固已经学到的技能，使家长更加自信、从容地管理孩子的行为问题。

我们建议家长在阅读本书时，每次专注于一个步骤，并结合自己孩子的 ADHD 症状，考虑如何应用这个步骤中的相关建议。

正如本书所述，家长朋友们要意识到，实施新森林父母养育小组 ADHD 儿童养育六步法不会立竿见影，这是一个长期持续的过程。长期坚持会带给家长更多的信心。家长坚持不懈的努力和积极实践会对孩子的态度和行为产生明显的影响。

最后，我真诚地向 ADHD 家长朋友们推荐这本书，希望这本既专业又实用的 ADHD 自助指南可以成为家长的"掌中宝"，同时能够为那些想要更好地理解和帮助 ADHD 儿童的专业人士，包括教师、心理咨询师、心理治疗师、精神科医生、儿科医生、社会工作者等，提供更多的帮助。

目　录
Contents

第 1 部分

什么是注意缺陷多动障碍（ADHD）？我们能做些什么？

第 2 部分

帮助 ADHD 儿童的六步育儿法

第 1 部分

什么是注意缺陷多动障碍（ADHD）？

我们能做些什么？

第1章
绪　论

什么是儿童注意缺陷多动障碍（ADHD）？

所有儿童都有其特有的活动水平，有些很不活跃，有些又过度活跃。大部分医生和学者倾向于将活跃性水平设置为一个从极度不活跃到极度活跃（或可称为从极度安静到极度好动）的区间范围。

当自己的孩子因为极度好动产生麻烦时，父母也许会带孩子向专业人士咨询。这些孩子可能在幼儿游戏班*或学校里无法集中注意力，也可能在需要安静的场合里不听指挥，无法老老实实地坐下。通常家长会发现这些孩子在家里也很难管教。

> **注　意**
>
> 虽然儿童 ADHD 发病不分性别，但通常在男孩中更常见，因此在本指南里，我们为了方便起见，将 ADHD 儿童简称为"他"，这并不代表女孩不会患病。我们发现患有 ADHD 的女孩年龄一般会大一些，因为女孩往往表现为注意力不集中，而不是过度活跃。

专业人员（可能是护士、健康随访员或医生等）诊治 ADHD 儿童时，可能会问到孩子在活动场所或学校的一些非常具体的行

---

*译者注：幼儿游戏班是为学龄前婴幼儿设立的一种非正式学校（如托儿所或早教班），幼儿可以在游戏中进行学习。

为问题，也可能会在诊所环境中观察孩子的行为。专业人员会对孩子的行为活跃程度进行分级，并依此判断孩子是否存在发育障碍。也就是说，孩子的症状确实在他未来的生活中引发问题、产生障碍时，专业人员才能够进行判断。家庭其他成员可能也会发现和孩子一起生活很困难，可能会被建议采取某种治疗措施。医生或护士可能会将孩子的病情描述为"多动症"或"注意缺陷多动障碍"。ADHD 是一种综合征，其特征包括多动、注意力不集中和冲动。

ADHD 并不是一种新的疾病，这种疾病很多年前就已经被发现了，但直到最近，研究结果才表明 ADHD 的早期诊断具有非常重要的意义。早期干预可以帮助孩子，也可以帮助他们的家庭调整育儿方法，以适应 ADHD 儿童独有的特点。儿童的行为模式固化有一个过程，相应的干预和治疗越早开展，越有利于减少孩子未来的问题。一些显示出早期 ADHD 症状的儿童可以在家长、幼儿游戏班和学校的帮助下学会控制症状，也许未来这些症状将不再是他们的问题。

我们知道，如果家长可以针对患儿调整养育方式，帮助孩子学会控制自己的行为，亲子关系将会得到改善，甚至变得更有趣，孩子在学校也会表现得更好。

基于对 ADHD 儿童及其家庭的理解，我们制定了一套治疗方案。

六步育儿法

与普通孩子的养育方式不同，对 ADHD 儿童应该采取不同的育儿方式。您会发现认真执行本书中提到的方法，您将与孩子相处得更好。

我们将向您解释当孩子患有 ADHD 时，为什么会出现各种问题，该如何处理，以及为什么这些措施会起作用。我们设计了一个简单的治疗方案，您可以自己完成。我们对执行进度没有限制，可以选择适合自己的方式。在我们诊所中，通常参与治疗的 ADHD 家庭每周执行一个步骤，某些家庭的进度会快一些，而有的家庭则会慢一些。重要的是，要意识到实施 ADHD 儿童的育儿方案是一个长期持续的过程，不会产生立竿见影的效果，但长期坚持下去会带给您更多的信心，并为亲子关系带来好的引导与建议。实践，实践，再实践，坚持不懈的努力会对孩子的行为和态度产生明显的影响。

"六步育儿法"最初是由新森林父母养育小组（New Forest Parenting Group）提出的。多年来，这个小组已进行了大量相关研究，并在不同文化背景下进行了多年临床实践。六步育儿法的建议对很多民族都是有益的，但有的民族文化却可能和某些建议有冲突，例如，某些文化背景不允许儿童和成人直接用眼神沟通。如果遇到这种情况，请尝试根据文化背景和个人信仰将建议改良一下使用，而不是弃之不用。举例来说，如果不方便用眼神交流，可以采用抚摸头部或肩膀的方式表示孩子应该倾听，并随即表扬他，这会鼓励和强化孩子认真倾听并接收积极反馈的行为模式。这样一套反复强化的方式可以进一步鼓励孩子认真倾听的行为，并帮助他增强自尊，而这正是六步育儿法第一步中眼神交流的目的所在。

六步育儿法分为六个步骤。我们建议您在接下来的几周内通读这本书，每次专注于一个步骤，并结合自己孩子的 ADHD 症状，考虑如何应用这个步骤中的相关建议。当您透彻地理解了这个步骤中的各种建议与方法，并确定在实际运用中有效果后，再关注下一个步骤。当您进入下一步骤时，需要持续应用前面步骤中提到的各种建议。整个过程中需要综合考虑实际情况，如果有必要，可以回到对您和您的孩子来说不太奏效的那几点建议上重点练习，持续改进。

六步育儿法的每一步都会为您提供一些新的任务，我们建议您尽可能多练习。另外，我们还会推荐一些旨在提高孩子注意力的亲子游戏。通常这些游戏所需的道具都很便宜，也便于携带，

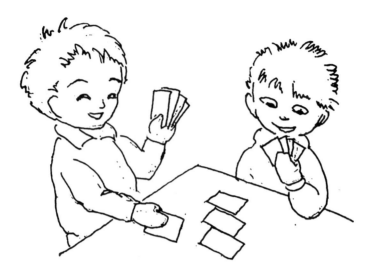

如扑克牌。游戏过程中，我们会给出一些技巧，帮助孩子变得更有耐心，可以等待更长时间。我们还将给出一些切实可行的建议，帮助孩子提升自我组织能力。

六步育儿法最重要的意义在于，当我们向您解释了为什么患有 ADHD 的儿童会做出那样的举动时，您就会理解孩子出现那些行为是因为他们身上存在潜在问题，而不是因为他们很淘气。例如，也许孩子在倾听、集中注意力或轮流等待方面存在问题。

当然，有时候和其他孩子一样，您的孩子可能只是淘气。我们会帮助您识别您孩子的行为是淘气还是 ADHD 的症状，这样您就能有区别地解决问题。要知道，患有 ADHD 的儿童表现出来的行为是因为他们确确实实存在问题，基本上和淘气无关。

我们将帮助您学会如何观察孩子，使您明白孩子的问题到底是什么。在此基础上，您才能根据实际情况应用方案中的建议和策略。这种方法的重要意义在于，您将和孩子一起面对问题、改善问题，在孩子的状况好转的过程中，您和孩子的相处也会更融洽。所有这些改变不会一蹴而就。您和您的孩子都需要时间来适应新建立的行为。要有耐心，不断实践这些方法。在这个过程中，请和其他照顾孩子的成人多交流，尝试把他们也一起纳入改变计划当中。

了解 ADHD：ADHD 有哪些症状？

ADHD 是被广泛研究的儿童疾病之一。ADHD 的主要特征是：

- 注意力短暂。
- 冲动（冲动意味着孩子不能停止行动）。
- 过度活跃的行为。

通常孩子的这些症状很难处理，很多时候家长会因此感到沮丧。由于 ADHD 具有家族史现象，可能家长也会呈现出相应症状，这就给亲子相处增加了难度。

除了以上三种主要症状外，ADHD 儿童还有其他症状。建议您将这些 ADHD 症状和体征列表，逐项核对打钩，以此提醒自己这些项目是孩子 ADHD 的体现，而不是调皮捣蛋或不服管教。

部分 ADHD 儿童在粗大运动技能（如跑步和玩游戏）和（或）精细运动技能（如书写或使用餐具）方面协调能力较差，可能表现出以下症状：

- 短期记忆力差（立即记住他们被要求做的事情的能力）。
- 大脑异常兴奋，总是使自己忙忙碌碌。
- 讨厌等待（为了不感到无聊，不停找事做）。
- 在需要安静坐着的场合中说话，动来动去，坐立不安。
- 在人们说话时打断别人。

请记住，每个孩子都是独一无二的，因此，他所面临的困难也是独一无二的。ADHD 儿童通常都是非常可爱的孩子，但他们可能很难应付！

ADHD 儿童可能非常敏感，因而非常情绪化，并由此引发问题。例如，他们可能觉得其他孩子在取笑自己，于是攻击对方，使自己陷入麻烦。家长和老师最终可能会采用消极对抗孩子的方式来收尾，这样会使每个人都感到很沮丧。其实，考虑到孩子的敏感性，可以采用更加积极的策略来处理问题。

ADHD 的症状导致了儿童特有的行为。例如，您的孩子可能会表现为：

- 很难集中注意力，无法长时间做一个动作，比如无法长时间书写或绘画。
- 从一个活动转移到另一个活动却无法做完任何一项。
- 很少长时间玩游戏，不喜欢玩玩具或比较安静的游戏，更喜欢活跃程度高的游戏。
- 当您和他说话时，他经常听而不闻；如果您让他做某事，他会经常忘记您要求他做什么。
- 注意力短暂。
- 经常坐立不安，制造噪声，滔滔不绝地讲话。
- 容易被他人分心。
- 鲁莽，冲动，容易发生意外。

研究表明，ADHD 儿童发生意外的可能性是正常人的 4 倍。当您谈论危险情况时，例如，如何过马路，让孩子听进去是非常重要的，得让他真正理解危险情况，这需要您经常性地重复和提醒。

下面是一些家长和研究人员记录的 ADHD 儿童常见症状和问题：

- 难以上床睡觉和（或）难以入睡。
- 夜间多次醒来或早晨醒得很早。
- 经常少量多餐或不好好吃饭，更喜欢吃零食而非主食。
- 社交障碍——缺乏正常的安全距离感，即使您警告他不要对陌生人说话，他仍会那样做。
- 缺乏社交技巧，不受其他孩子的欢迎，朋友很少或没有朋友。
- 经常哭泣，自我评价低，感觉没有人喜欢他。

当孩子在家庭、学校或游戏班中表现出上述种种困难时，就会存在 ADHD 的可能性。这是一种综合性疾病。正如我们提到过的，ADHD 儿童可能伴有其他问题或症状，例如，特定的学习障碍、攻击性、焦虑或睡眠障碍。

将 ADHD 视为发育问题而非疾病是很重要的。您孩子的行为方式并不罕见，只是对他这个年龄来说比较少见。也许他表现得像一个年龄小得多的孩子。非常重要的是，您需要意识到除非您和孩子一起采用更加积极的应对方式，否则问题很可能不会消失。这意味着孩子需要学习如何应对自己的问题，如注意力不集中、过度活跃和冲动。有些 ADHD 儿童并不总是同时具备这三个主要症状，例如，您的孩子可能只是表现为注意力难以持久。

ADHD 儿童在年幼时会更活跃。随着年龄的增长，也许与活跃度有关的问题会弱化，但注意力难以集中还会继续存在，在学校学习时这个问题会尤为突出。这就是我们出版本书的初衷——在孩子还小、过度活跃、难以应对的时候，向家长和孩子提供帮助。在提高孩子的注意力和专注力，帮助他们在小学茁壮成长方面，我们还会提供一些核心建议。

有关 ADHD 的更多信息

目前有很多关于 ADHD 的书籍和文章。为了更好地理解 ADHD，建议您尽量多读相关资料。这可以帮助您更好地了解孩子的困难和特长，从而加强家长所能发挥的重要作用：在孩子可能有问题时更好地帮助他，在孩子表现好的时候鼓励他。我们在本书第 136 页推荐了一些书籍和网站。

当您阅读有关 ADHD 的信息时，请把这些知识与您和孩子相处过程中跟 ADHD 有关的亲身经历联系起来，这一点非常重要。所有的孩子和家庭都是不同的，有不同的需求。这将有助于您根据自己的实际情况灵活运用六步育儿法中提到的各种意见和建议。

儿童 ADHD 病因的理论

关于 ADHD 的病因有多种理论，在这里我们将介绍一些主流理论。

遗传学理论

有研究表明，一个人的活跃程度是由基因决定的，并具有家族遗传性。ADHD 儿童的家庭其他成员也可能出现过度活跃的情况，比如父母、祖父母、兄弟姐妹、侄女或侄子。您的孩子可能生来就有过度活跃的倾向，但请放心，并不是所有孩子都会产生严重的问题。一些孩子将在父母、游戏班组长或学校老师的帮助下学会控制自己的行为。

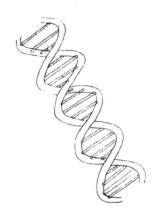

对一些孩子来说，好的养育策略就足够解决问题了，但对另一些孩子来说，可能有必要考虑在调整养育策略的基础上增加药物治疗。一般来说，英国国家卫生与临床优化研究所（NICE）指南不推荐给 6 岁以下的 ADHD 儿童服用药物。在这点上，其他国家的情况可能有所不同。在英国 3~6 岁的 ADHD 儿童中，如果年龄超过 3 岁可以使用右旋安非他明。如果病情需要，一些医生可能会考虑为 6 岁以下的儿童开具哌甲酯处方。是否要采取药物治疗需谨慎判断，应该在 ADHD 儿童进行治疗前做全面病史收集，查找 ADHD 发病的各种可能的原因，考虑进行药物治疗时可能出现的禁忌证，还应对儿童进行持续监测。

目前，针对过度活跃的情况，人们在基因层面已经展开了大量研究。研究表明影响最大的是那些参与生成一种名为多巴胺的化学物质的基因，其中最常见的两种基因是 DAT1 和 DRD4，此外还不断有其他相关基因被发现。然而，目前所有的发现都只是与 ADHD 间接地产生作用，各种不同基因之间及基因的不同组成部分之间通过一套非常复杂的连接图谱相互迭代并相互作用。而最重要的是尽快找到基因与过度活跃状态之间的直接联系，因为不是每个携带这些基因的人都会患上与 ADHD 相关的疾病。

除了遗传原因，其他可能引起 ADHD 的原因还有脑炎、脑损伤或铅中毒。这可能与早产、脑瘫、自闭症、学习障碍和染色体异常有关。一些有过极端经历，比如生活环境极其贫困或受过虐待的孩子，可能会出现 ADHD 的症状。

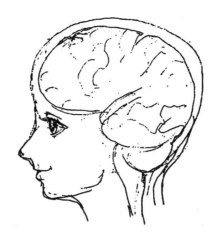

ADHD 儿童的大脑

研究表明，和普通儿童相比，患有 ADHD 的儿童大脑的某些部分，尤其是大脑前部区域工作状态比较差。大脑就像一个电路，神经元连接着大脑和身体的各个部分。例如，当一个人决定要举手时，一个信号从大脑的额叶皮层发送到运动皮层，然后这个信号沿着神经元传递到大脑中控制相关肌肉的特定部位。信号从手部传回去，手就会被举起来。参与其中的不同神经元通过被称为"突触"的连接点进行连接，利用化学物质来弥合不同神经元之间的突触间隙，将信息传递下去。

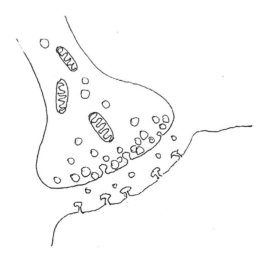

填充在 ADHD 儿童不同神经元突触间隙中的化学物质似乎缺少平衡，缺乏的化学物质可能为多巴胺。这意味着神经信号的传递过程出现错误，信号可能被传递到大脑的错误部位（就像一列火车在交叉路口偏离了正确的轨道）。例如，有时孩子会变得冲动，无法停止叫喊，这是因为导致停止叫喊的神经信号不起作用。

大脑的前部可能没有正常工作，也可能没有将神经信号发送到正确部位，这可能还会引发其他问题。这些孩子可能存在听力方面的问题。通常他们很难保持眼神交流，这意味着很难调动注意力。同时这些孩子也很难保持注意力，因此很容易分心。他们可能会从一场游戏立即转到另一场游戏，从一个任务立即转到另一个任务。很难让他们安静地坐着和您一起完成一场比赛。这种情况被称为任务中断。

如果您让一个 ADHD 儿童做某件事，他可能会忘记您让他做的事情，因为他的短时记忆力很差。由于在制订计划和按步骤完成任务方面存在问题，这些孩子在条理性方面也有障碍，如早上起床、穿衣服、刷牙等。因为以上种种原因，他们不仅容易在执行任务时分心，而且很难记住执行任务的正确顺序。

正如我们所说的，您的孩子可能会觉得很难控制自己的冲动行为。相比普通孩子，他更容易跑开或脱离大人的掌控范围，因此也容易发生意外。有些孩子可能在等待方面有问题，而且看起来很容易感到无聊。他们可能很难有动力去开始任务，集中精力去做您让他们做的事情。

第 2 章
养育 ADHD 儿童

通过研究和经验分享，我们现在对适合多数儿童的基本教育方式有了更多的了解，尤其是对 ADHD 儿童最有效的教育方式和教育策略。对于 ADHD 儿童来说，如果父母能够根据自己孩子的情况"量身打造"他们的教养方式，那就是最好的策略，但这可并不容易。有些孩子需要某一种教养方式，而另一些孩子则需要另一种方式。

父母应该与他们患 ADHD 孩子清楚地进行沟通和协商，这样孩子才能理解父母想让他们做什么。孩子应该能够理解家庭规则，这些规则应该是前后一致和公平的：良好的行为能得到大量的赞扬，不可接受的行为应受到适当的惩罚。家庭规则、赞美或者惩罚应适合儿童的年龄特点，应尊重儿童，且方法应具有可行性。大部分时间养育孩子的过程都充满了乐趣。但是，把它做好是一件艰苦的事情，需要投入大量的时间和精力。

养育的长远目标是让您的孩子学会在父母和老师的支持下，可以控制他自己的行为，并且与欣赏他优点的成年人一起愉快地成长。

您能做些什么来帮助自己的孩子？

我们希望通过向您解释为什么好动的孩子在生活的方方面面总是遇到困难，让您能更容易地理解他们为什么会有这样的行为。这将帮助您理解为什么这样的孩子需要用不同的方式来养育。我们希望能让您更轻松地使用更积极的方法来养育 ADHD 儿童。我们希望您能明白他为什么会这样做，这也会令您更有掌控感。

例如，当一个患有 ADHD 的孩子不听话的时候，并不是因为他在忽视您，而是因为他在倾听方面有困难。我们会提出建议来帮助您吸引孩子的注意力，以便您开始尝试改变他的行为。

ADHD 儿童在安排他们的生活方面确确实实存在困难，所以我们将提出一些可以帮助他们的策略。

行为策略

行为策略对患有 ADHD 的儿童很有帮助。这些方法是为了帮助父母管理孩子的不良行为。正如我们之前说过的，有效和明智地养育 ADHD 儿童对于防止他们变得对立和好斗是非常重要的。我们也知道，为人父母是一项极其艰苦的工作，这就是为什么给父母提供简单的行为策略通常是首选的方案。

作为父母，您可能会回顾过去尝试过的很多方法，但都成效甚微。了解 ADHD 的特点将有助于您区分哪些是您无法帮助孩子的行为，哪些是您作为父母可以帮助他们改变的行为。

改变教养方式是比较困难的。在我们的诊所、小组和患者咨询中，我们使用这本书中提出的想法，以及这本书中尝试过的和经过检验的建议，帮助了不同国家的许多家庭。通过这一种新的方法，父母经常会看到他们孩子的行为发生了很大的改变。

下面我们列出了一些需要记住的要点，这些要点将帮助您更好地养育自己的孩子。

• 您的孩子会发现很难控制自己的 ADHD 症状，很难集中注意力。

• 您孩子的情况不能怪任何人。

• ADHD 通常具有家族遗传性，所以您应该注意家庭成员的一些特征，甚至您自己！

• 在大多数情况下，调整您的教育方式，使用我们提供的策略会带来真正的改变。

重要的是，我们要认识到变化很少在一夜之间发生，通常需要几个月的时间才能看到显著的改善。这可能是一项艰苦的工作，但从长远来看是值得的。改变您的育儿方式是比较困难的。应尽可能确保所有照顾您孩子的成年人都同意采取同样的方法来处理孩子的问题，并且以大致相同的方式去实施，因为一致性是非常重要的。

许多 ADHD 儿童的家长都会感到内疚、焦虑和愤怒，这是可以理解的。他们可能还会感到疲惫和沮丧。他们的孩子可能会被朋友和邻居拒之门外，孩子在公共场合的行为可能会让家长感到尴尬，导致父母不愿在家庭以外的地方进行社交活动。

当然，ADHD 的程度不同，每个受影响儿童的行为也会略有不同。只有当某一儿童的行为让别人无法接受和（或）对他自己造成干扰时，他的 ADHD 症状才会成为一个问题。例如，家长可能在孩子进入幼儿游戏班或者小学之前都没有注意到有什么问题，直到孩子进入学校之后才发现异常。那个时候家长才开始感到惊慌，因为他们会被告知幼儿游戏班或者学校已经无法管理他们的孩子。

ADHD 在不同阶段的主要表现形式是不一样的。例如，孩子必须适应在学校里长时间坐着，如果运动过度（如四处奔跑）可能会转变为烦躁和坐立不安。因此，在年龄较大的孩子中，坐立不安更为明显。

正如我们所看到的，ADHD 儿童除了其主要特征（注意力不集中、过度活动、冲动和分心）外，通常还伴随一些相关的问题，这些可能是引起父母愤怒和沮丧的原因。

为了进一步阐述上文的内容，我们将 ADHD 儿童表现出的相关行为大致概括为以下几点：

- 不满足，如不断发牢骚。
- 挑食——喜欢吃零食，而不喜欢吃正餐。
- 上床和入睡都比较困难。
- 吵闹——可能从早到晚不停地说话。
- 缺乏对社交技能的理解——倾向于闯入他人的空间，而且很难意识到他人的需要。

• 在轮流和分享方面存在困难。

• 很难结交朋友并且维持友谊，例如，很少会被邀请参加其他儿童的聚会。

• 可能有明显的情绪波动，有时候会持续几天，有时甚至会持续几周。

• 情绪不成熟——可能只有同龄人情绪年龄的 2/3 左右。

• 不喜欢改变——如日常生活的改变、照顾者或教师的改变。

• 经常出现学习困难——据统计，40%~60% 的 ADHD 儿童存在学习问题，如阅读、写字和数学计算方面的困难。

• 可能会发生语言方面的问题，无论是理解他人，还是表达自己——有时这些问题可能非常复杂，需要做一些努力来解决。

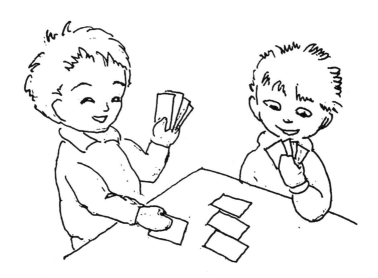

ADHD 儿童也有长处

养育一名 ADHD 的儿童也包含很多积极的方面。ADHD 儿童往往具有以下性格优势，并表现出以下积极行为：

• 他们有很多精力去玩，玩得很开心。

• 他们可能很有创造力，并且能很快创造出新的东西。

- 他们可能反应迅速，擅长某些运动。
- 他们可以在适当的时候思考问题，以适应新的情况。
- 他们可以开发其他学习方式。
- 当您需要他们的时候，他们可以迅速采取行动。
- 他们有不同的想法，可能比周围的人领先一步。
- 当他们专注的时候，会取得很多成就。

尽管 ADHD 儿童有其自身的优势，但与之相关的一些特征可能会成为影响儿童和家庭的真正问题。虽然您已经尽了最大的努力，您所做的可能已经很好了，但也许仍可以进行一些"微调"，这样对您的孩子会更加有效。看似微小的改变可能会产生巨大的变化。我们希望加深您对 ADHD 的了解，并请您遵循本书中介绍的步骤，这将帮助您理解和预测已经发生和正要发生的事情。在这本书中，我们提出了经过尝试和验证后的策略来帮助父母。我们从其他同事的工作和研究中得知，本书中提出的策略是有效的。这些方法本身并不是特别困难，但是您可能会发现一旦开始实施，它们也并不简单。我们建议您邀请一个人，无论是伴侣、朋友还是家人都可以。他们可以帮助您，并在接下来的几周，当您去实施这个方案时，他们能为您提供一些支持。

制定个性化方案以满足您家庭的需要

您可能需要调整方案，来适应您和您的伴侣的背景。正如我们之前说过的，在一些文化中，孩子与处于权威地位的成年人进行眼神接触被认为是不尊重的。如果是这种情况，您需要找到其他的方法以确保您的孩子在听您说话，尤其是当您想表扬他的时候。您的宗教或文化可能不允许玩扑克牌（这是我们建议练习集中注意力的游戏之一）。如果是这种情况，那就找其他可以做同样任务的游戏来代替它们。

您可能会发现自己也很难集中注意力。为了公平起见，可以给自己也设立一个小的可实现的双赢目标。例如，"今天，我会努力让他和我进行眼神交流，以确保他在听，当他这么做的时候，我会表扬他""明天，我会继续做那件事，继续……"。

敏感型气质的 ADHD 儿童

有些 ADHD 儿童属于"敏感型气质"。所谓气质，指的是孩子的天性、性格或者在不同情况下的反应方式。孩子的气质具有较大差异，可以表现为易养型，也可以表现为完全相反的难养型。易养型的孩子在心烦意乱的时候很快就能平静下来，不太挑剔，而且往往是相当随遇而安的。而敏感型气质的孩子则很难平静下来，他们会显得很焦躁，总是希望事情按照特定的模式发生、发展，遇到一点小事就会很沮丧。

难养型儿童的特点包括：

- 他可能是个很难相处的孩子，很难安抚。
- 他可能没有规律的生物钟，睡眠不好。
- 他很容易生气，生气时反应很强烈。

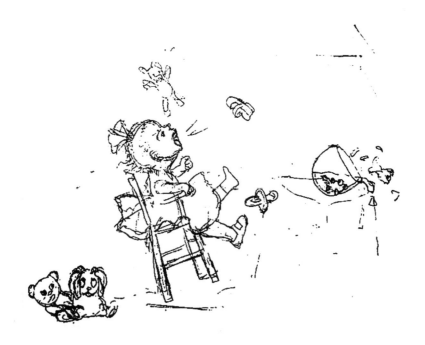

- 他会为一些小事而烦恼。
- 他不喜欢变化，需要花时间去适应新的环境。
- 他有时很挑剔，很难沟通。
- 他有时要求很高。
- 他可能缺乏自尊。

这些孩子往往总按照自己的方式行事。父母可能会为了平静的生活而屈服，因为抱怨和哭泣会让生活变得疲惫不堪。这可能会让您和孩子的关系变得不愉快，也可能会让您觉得自己不太称职。您的孩子很可能会感到不快乐。孩子可能会因为被管束太多而觉得没有安全感。

作为父母，您可能会觉得无论您做什么都是不够的，就像您的孩子在吃完零食或去过游乐场后还会抱怨，并且总是想待得更久或者再去一次。养育敏感型气质的孩子对父母来说是非常艰辛的工作，他们难免对会对孩子失去耐心，而且可能会变得非常挑剔。下面我们为那些患有 ADHD 且具有敏感型气质的孩子的父母提供一些建议：

- 作为父母，接受自己的孩子是很重要的。孩子的性情就是这样的，如果您能够调整您的育儿方式来适应它，整个家庭的生活就会变得更加愉快。
- 有规律、有条理的生活对敏感型气质的孩子特别重要。
- 那些敏感型气质的孩子在生活中需要一些空间和安宁。
- 设立明确的界限是最基本的要求。请确定哪些规则重要，哪些不重要。一旦您确定了哪些规则是重要的，就必须始终如一地遵守这些规则。例如，安全规则很重要，但是不值得为您的孩子穿什么而争吵！
- 尽量避免愤怒的对抗，对于 ADHD 儿童来说，尽早缓和局面是最好的选择。
- 提高您的孩子听指令的能力。确保您的指令简短和清晰。如果有必要的话，轻轻地捧着孩子的脸，保持眼神交流。
- 在适当的时候，尽可能多地使用表扬的方式来提高孩子的自尊心。温柔地抚摸对孩子是有帮助的；当孩子从您身边走过时，您的一次抚摸或轻拍都是非常重要的。拥抱和爱抚甚至抚摸也有助于抚慰这类孩子，使他们以积极的态度度过这一天。

许多与 ADHD 有关的行为障碍的孩子脾气都很暴躁，了解这一点可以帮助我们避免一些潜在的陷阱。重要的是要知道，孩子的爆发不是故意的，而是他内心情感构成的一部分，这并不是他选择的。

研究有行为问题的儿童的专业人士注意到，有时当一名儿童性格脆弱时，可能会导致他们成年期的行为和社会交往方面存在障碍。研究还表明，如果一个人 7 岁时的脾气不好，再加上缺乏一致性的家庭行为规则，那么他在青少年时期就会出现严重行为问题（甚至还要更糟糕）。

我们知道，ADHD 儿童有冲动、多动和注意力不集中三方面的问题，除此之外，这个孩子很可能在性格上也很脆弱。这些表现对所有与这些儿童打交道或与他们生活在一起的人都有重要的意义。因为父母、教师或照料者处理问题的方式将取决于他们对孩子情绪化性格的理解程度。

帮助坏脾气的 ADHD 儿童的其他方法

如果您的孩子存在 ADHD 并且经常发脾气，那么采用"安静时间"法将是处理这种困难行为的一种非常有效的方法，可以通过这种方式鼓励您的孩子在他真正发脾气之前冷静下来。"安静时间"法的技巧包括：当他出现不良行为时，把他带离现场，并让他安静地坐几分钟（"安静时间"和"神奇的地毯"法在第 97~98 页有更详细的解释）。重要的是，不要让您的孩子觉得这是一种惩罚，或让他觉得自己是坏孩子或被拒绝，尤其是当他可能已经很自卑的时候。"安静时间"法是给孩子们一个特殊的空间来练习如何让自己冷静下来，并管理自己的行为。当然，如果您认为您的孩子可能会伤害自己，那么安全问题就必须放在首位。

只有当您觉得自己需要和孩子分开一小段时间的时候，您的孩子才可以被单独留下。这样做可能是因为您对他的行为感到非常不安，您担心自己可能会发脾气，或者以某种方式伤害他。所有的父母其实都会生气。应该学着去发现那些表明您快要失去耐心的迹象，这非常有用，因为这样您就可以争取时间让自己冷静下来。父母冷静下来所需要的时间可能是不同的，但是成年人的大脑一般需要 20 分钟才能在充满压力的事件之后恢复平静。知道您自己需要多长恢复时间是很重要的，这样您就可以在这段时间里把自己和孩子分开，同时为他找到一个安全的去处，或者在你们分开的这段时间里寻求帮助。

关于父母如何应对孩子发脾气的问题，一般建议是：应该温柔地抱着孩子，直到他平静下来。但是我们观察到，在一些 ADHD 的儿童中，这样做反而会导致糟糕的结局（尤其是那些性格脆弱的孩子）。所以我们的建议是，找出对您的孩子最有效的方式。如果您的孩子不喜欢被抱着，那么当他暂时失控时，不要触碰他、抓着他或者粗暴地推他。

保持冷静

那您该怎么做呢？试着保持冷静。尽可能快速平静下来，和孩子交谈。告诉他，只要他平静下来，你们就可以成为朋友。记住，要就事论事，不要吼叫或责备孩子。同样，安全问题必须优先考虑。不要忘记有些孩子在非常沮丧的时候有着惊人的力量，如果您试图强行控制他，就会很容易受伤。

> **总　结**
>
> ADHD 儿童需要一种不同的教育方式。
>
> ● 为了教会孩子新的技能，防止孩子的行为给他带来持续的问题，尽早改变父母的教育方式是非常重要的。
>
> ● 您必须认识到这不是您孩子的错，因为他生来就是这样的，这是一个最基本的认识，意识到这一点将有助于您开始接受您的孩子。
>
> ● 有些有早期 ADHD 症状的儿童可以在家长、幼儿游戏班或

学校的帮助下学会控制自己的症状，这样他们以后的症状就不会那么严重了。

- 我们知道，如果父母能够调整他们的养育方式来适应他们的孩子，并帮助孩子学会控制他的行为，那么家庭成员的关系将会变得更好，父母和孩子的相处也会更加愉快。

- 父母可能在养育方面已经做得很好了，但仍需要进行"微调"去适应孩子，这将有助于孩子适应学校。

- 我们相信，如果我们能帮助您以不同的方式养育您的孩子，您就可以帮助他学会如何更好地应对 ADHD 带来的问题。我们将教您做您孩子的教练。

- 您会发现与他打交道更加容易，而且他陷入麻烦的次数也会越来越少。这些方法将有助于您更有效地帮助孩子，让你们在一起的时间变得更有趣、更有意义。

第 3 章
六步育儿法概览

在第 2 部分详细介绍的六步育儿法中，我们从不同角度提出了一些策略，来处理孩子的问题。我们将会为您介绍一些方法，这些方法包括以下几个方面：

- 帮助您改变孩子行为的方法。
- 帮助您改善孩子注意力的方法。
- 教孩子学习等待的方法。

只要您可以和您的伴侣及其他照顾孩子的成年人一起使用这些方法，您就能帮助孩子在幼儿游戏班、幼儿园或学校里表现得更好。他将能够安静地坐着，专注更长的时间，并且能够分享和轮流等待。这反过来会帮助他更容易交到朋友。

请记住，生活中一定会有一些日子比较愉快，而有一些日子不那么愉快，这很正常。有时候事情会进展顺利，有时候却并不顺利。您只需要明白当事情发展不顺利时，只要第 2 天重新开始就好了——千万不要放弃。在方案的每一个步骤中，我们会请您回顾上一个步骤进行得怎么样，思考哪些成功了，哪些没有成功。这样做会帮助您思考如何改进方法（如果有必要）。

当您调整您管理孩子和执行指令的方式时，一定要预料到您的孩子在最初几天可能会表现得更糟。这是因为他已经习惯了您过去的方法，改变对他来说很困难。我们的目标是让您，也就是家长，理解正在发生的事情，并让我们给您提供一些方法，帮助您应对和改善孩子的行为。

我们提供的方法可能比较容易阅读，但却没那么容易付诸实践。然而使用六步育儿法之后，您会发现这些方法最终确实是有效的！大多数人没有上过育儿的课程——他们不得不在养育过程中不断学习，而且他们可能还会经常重复自己父母当初养育自己的方式，这样的结果有好有坏。

ADHD 对某些人来说可能是一种优势，很多存在 ADHD 的人都非常有创造力。有些人成为企业家、演员、艺术家、政治家，有些人从事其他需要充沛精力和高度热情的职业。

父母经常担忧 ADHD 的治疗会让他们的孩子失去活力。然而这里提到的所谓的"活力"，正是引起妈妈忧虑的原因。爸爸可能并不觉得这是问题，他会说："孩子跟我待在一起时挺好的。"有时可以用这样一个事实来解释：父亲不常和孩子待在一起，所以孩子跟父亲待在一起时可能会表现得更好。母亲常常是孩子的主要照顾者，也更加熟悉孩子。相反地，父亲可能一天中只花很少一部分时间与孩子待在一起，孩子会把跟爸爸一起玩、一起阅读和其他活动看作一种新奇的体验。同样的情况可能在与祖父母、叔叔、姑姑及其他成年人相处的时候见到。因此，看上去好像孩子和他们在一起时比跟母亲在一起时表现得更好。这会让妈妈对自己的养育技巧感到不安，尤其是当其他成年人难以相信孩子的行为有问题时。

对于家庭而言，重要的是，您要明白，越早给予孩子帮助，越容易取得良好的结果。父母中的一方或许能认识到孩子行为上的困难，但对另一方来说，这些困难可能不是那么明显。如果是学校发现孩子行为上存在困难，这会让家长更容易达成共识。

有些父母可能会倾向于选择"等等再看"的方式。事实上，越早为孩子提供帮助，越容易改善他的行为。随着时间的推移，如果不采取适当的干预措施，改变就会变得越来越困难。

调整养育方式的重要性

正如我们之前所说，养育患有 ADHD 的儿童是一项艰巨的工作。在这个指南中，我们会跟您一起努力，尝试重新思考您对孩子的教育方式，并从不同的角度来看待您的孩子。我们希望您理解：

您的孩子并不是故意要做错事，也不是要报复您，千万不要认为孩子的行为是针对您的，这一点非常重要。

您应该知道，试着接受您的孩子是很重要的。孩子的 ADHD 症状和气质是他与生俱来的性格的一部分。当您去调整您对孩子的育儿方式来适应您的孩子时，您和您的家庭生活会变得更加愉快。

> 在这六个步骤中最重要的一点是：如果您的孩子感到被重视、有价值、被认可，以及您愿意花时间跟他在一起，他会感到被爱和被尊重。

什么因素在影响您的育儿方式？

近期的丧亲之痛、离婚、婚姻问题、经济问题、精神或者健康问题，都可能导致父母很难将管教孩子的理念付诸实践。

有些人期待可以有一个魔法棒能立刻改变他们孩子的行为。但不幸的是，并不存在这样的魔法棒。父母是孩子生命中最重要的人，而您将是使孩子的行为和社会发展变得更好的关键人物。通过采用我们推荐的六步法，父母可以真正帮助他们的孩子。

您需要知道，养育一个有明显行为问题的孩子，是一件让父母身心俱疲的事情。由于孩子的行为，父母可能会受到外界的责备，这会让父母觉得自己并不称职。这可能会引起强烈的连锁反应，影响他们个人、婚姻关系，甚至对其他兄弟姐妹、大家庭及社区也会造成影响。

如果父母中有一方否认问题或者逃避问题，另一方可能会觉得很生气。假如其中一方跟孩子相处得很轻松，这可能会引起另一方的怨恨。如果母亲是主要照顾者，那么丈夫或伴侣可能觉得孩子一直被持续关注着，而自己却被忽略了，这种情况同样会出现在兄弟姐妹身上。

有行为问题的孩子的父母总是（或常常）受到非专业人士和一些看似专业的人士的责备。他们被告知，只要父母能"再多做一点这个，再多做一点那个"，他们孩子的问题就能得到解决。一些父母的孩子没有行为问题，他们肯定会觉得那些有问题儿童的父母是不称职的。这些幸运的父母可能对那些有问题儿童的父母非常冷淡。这又强化了问题儿童的父母所经历的无助感。我们知道，这是一项非常困难的工作，说这是谁的错是毫无益处的。您可能在困难的环境下已经做得很好了。在接下来的几周里，我们希望您阅读第2部分的观点，并将这些方法应用于实践。我们将会鼓励您找到力量和勇气，来改变自己正在使用的育儿方法，这样您就可以更好地针对孩子的 ADHD 症状做调整。我们将会鼓励您成为他的向导和教练，引导他表现出更好、更加克制、更有用的行为。

请记住这些努力和改变需要时间，不要期待一夜痊愈的奇迹。当您重新对以一种积极的方式照看孩子充满信心时，您将会立刻看到一些细微的改变。

患有 ADHD 的父母

我们说过，ADHD 的发病是受基因影响的。因此，作为父母，您很可能也有与这种疾病相关的问题。在您小的时候，您可能在家中或在学校也遇到过问题，但是当时并不清楚为什么，直到我们向您解释关于您孩子的事情时。

如果您认为自己可能患有 ADHD，或者有某些 ADHD 症状，当您教育孩子的时候，试着考虑自己的 ADHD 症状。研究告诉我们，患有 ADHD 的父母经常会发现保持一致、有条理和冷静是非常困难的。您可能需要练习育儿方法和您的组织技巧，测试自己的等待能力，并且认真地练习倾听。记住，您的困难可能与您的孩子正在经历的困难非常相似。当您努力解决自己的困难时，试着找到某个您信任的人来支持您和帮助您。

自身患有 ADHD 的父母可能会需要用更长时间来看完这本指南和里面的策略，但是请记住，即使是在您心情不好的时候也要坚持下去，这是非常重要的。

六步育儿法概览

六步育儿法：

• 描述我们希望您学习和应用的任务和技巧——这有一点像在家做功课。

• 向您解释所有与 ADHD 相关的内容，以及为什么有这些问题的孩子会有他们遇到的那些困难。

• 与您讨论为什么我们认为，您应该在孩子的行为变成自己和其他人的问题前，及早介入并且尝试改变一些事情。

• 讨论作为父母您可以做什么，以及您如何改变自己的教养方式来适应您的孩子。

• 鼓励您与您的伴侣或一个支持您的亲戚或朋友讨论我们讲过的想法，这样您在家就拥有了支持，而您的孩子就能从所有照看他的人那里获得一个连贯一致的教养环境。

• 跟您讨论能跟孩子一起尝试去做的事情，这样您可以提升孩子的技能。

• 描述您如何成为您的孩子的教练。

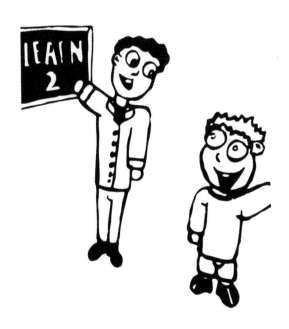

接下来，六步育儿法将进一步为您提供以下帮助：

· 描述如何在孩子已有能力的基础上提高他完成任务的能力，并讨论如何最好地做到这一点，这样您的孩子可以学会独立（这被称为"支架式教学"）。

· 邀请您观察孩子如何去做他被要求做的事情——我们将会鼓励您判断孩子能做什么，以便有一个正确的起点（这被称为"界定能力范围"）。

· 由于孩子掌握了每个阶段的相关技能，我们鼓励您增加任务的难度。例如：我们可能让您观察孩子的注意力可以集中多长时间；接下来，我们会让您跟孩子玩耍同样的时间，并鼓励他在此期间一直保持专注；当您认为他可以做到时，我们会请您鼓励他再多专注1分钟；等等（这被称为"延时"）。

· 将为您提供改善孩子行为的方法。例如，当他被告知要停止正在做的事，通过提示，他能够处理得当时，我们会建议提供更少的暗示（这被称为"塑造"）。

· 给您解释每一种策略，为什么要这样做和如何去实施，以及使您意识到正在发生的事情为什么重要。您的养育技巧可能很好，然而，如果您有一个患有 ADHD 的孩子，您的养育技巧可能必须要调整，以预防之后会发生的困难。

· 支持您和鼓励您继续为我们谈论过的想法努力：如果您发现它们很难或者它们不适合您的孩子，思考一下，为了孩子，您可以怎样去调整。请与您的伴侣或朋友交谈，或许您能够发现这些方法为什么不起作用，或者您可以做些不同的事。例如，这可能是时机问题，或者您只是需要有人帮助您提升自信。"练习"对提升您的自信心非常重要，请记住，这应该对您、您的孩子和您的伴侣是一个双赢的结果。

· 强调在家练习和在外练习的重要性，这样您的孩子在其他场合也能使用他的技能——例如，在公交车上或奶奶家安静地坐着，晚餐时等待他的食物上桌，或者等待轮到他拿饼干——这被称为"适合教育的时机"。您可以总结所学内容，并将其应用到其他情境中。

第 2 部分

帮助 ADHD 儿童的六步育儿法

第 4 章
六步育儿法介绍

我们该从哪里开始呢？

在开始介绍六步育儿法之前，我们建议您一定要熟悉本书第 1 部分绪论中关于 ADHD 的概念。如果您不清楚 ADHD 症状，请返回第 1 章再仔细读一遍。了解孩子哪些行为您无法提供帮助，以及哪些行为需要您的帮助，这对家长来说是一项非常重要的任务。

接下来，您应该阅读六步育儿法第一步。当您认为自己已经掌握了第一步的任务，就可以进入第二步，然后按照这样的步骤继续前进。每一步我们都提供了学习和实践任务，希望您能够把这些技巧掌握好。

这些步骤需要按照书中的顺序执行，因为早期的步骤为后面的步骤奠定了基础。第一步是帮助您理解和适应孩子的 ADHD 行为。第二步阐述了帮助 ADHD 儿童的策略。第三步教您如何通过游戏活动来提高孩子的注意力。第四步讲述了您应该如何改善您和孩子交流的方式，良好的交流是方案成功的基础。第五步对于如何在家庭以外的地方管理您的 ADHD 孩子给出了实际的指导。第六步，也就是最后一步，介绍了当您的孩子面临学校或生活中其他重要的转变时，您应提前进行何种准备，并重新总结您在全部课程中所学到的技巧。

您可以通过日记来回顾这些技巧和任务，我们建议您在任务进行的过程中与您的伴侣或朋友交流，以反思任务的执行情况。我们所建议的一些事情可能看起来经常重复，但请您务必耐心等待，因为随着时间的推移，这些重复强调会帮助您掌握您的技能，而且反复练习会帮助您在使用这些技能的时候更加自信。

有 ADHD 症状的父母

我们要求您做到有组织性、有预见性、有规划性，这样您才能成为您孩子的教练。这对您来说可能很难，但也不是不可能。这是一个简单的六步法，我们已经将它成功地用在许多家庭中。您可以根据需要花费较短或较长的时间完成本书中各阶段的步骤。

我们发现，有 ADHD 症状的父母通常需要花费更长的时间来掌握自己的任务，然后才能帮助他们的孩子。这很正常，不要灰心，对您来说，做这些事情虽然很难，但是您最终一定能达到目的。

要稳扎稳打，循序渐进地完成每一项任务。

要找一个能帮助您的人，他可以和您一起回顾或讨论您的任务完成情况。

如果您自己患有 ADHD，有时候，您可能会发现您很难保持耐心。例如，您让您的孩子做某件事，但他没有立即做。尽量不要冲动，同时允许自己生气。试着等一个时机让他完成这件事。我们认为，让 ADHD 孩子对您的要求做出反应之前，父母应该至少等待 5 秒钟（也就是所谓的 "5 秒钟规则"），如果他仍然没有做到，您再发火。

如果您的孩子没有做您要求他做的事，那就温柔地提醒他什么是您想让他做的事。记住，要确保您有适当的眼神交流，并检查您的孩子是否在听，这样他就能听到您让他做的事情。

如果可以的话，您要记得鼓励您的孩子通过选择的方式去做一些事情。如果他仍然没有做您让他做的事，那就提醒他家里的规矩，并按照你们预先确定好的惩罚方式执行，以惩罚他的违规行为。

如果您自己患有 ADHD，您可能需要更加努力地坚持，同时牢牢记住您制定的家庭规则和惩罚方式。如果有必要，您可以停下来花点时间思考一下，确保您给孩子的惩罚方式没有超出预先设定的范围。

当您能够掌握并顺利完成每项任务的时候，您可以对自己进行嘉奖（比如晚上和朋友或者伴侣出去消遣一下）。记住，您为了自己和孩子已经非常努力了，您应该得到嘉奖！

您应该比其他父母更有条理，您必须提前起床帮助所有的孩子准备好午餐盒，并做好自己的上班准备工作。然后，在全家上班或者上学之前，您可以利用出发前的最后 1 小时，解决好您的ADHD 孩子和其他孩子的各种问题。

在每个步骤中，我们都会列出一些您需要完成的任务和您需要学习的技能，这样您和每个照顾您孩子的人就能找到新的、更有效的方法来处理您孩子的 ADHD 行为。

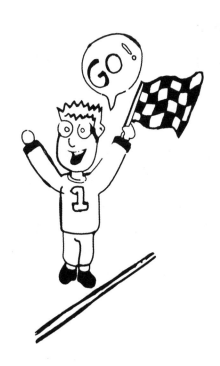

第 5 章
第一步：您孩子有哪些 ADHD 表现？

第一步目标

第一步的目标是帮助家长真正了解自己孩子的 ADHD 行为。因为每个患有 ADHD 的孩子都是独一无二的，因此识别孩子的哪些行为需要家长的帮助非常重要。一旦您明白是 ADHD 造成了这些行为后，便可以开始制定干预方案。为了您和孩子的利益着想，您必须勇于改变你们之间长期建立起来的固有的行为习惯和互动方式。

另外，您可能也需要改变自己的日常生活安排，以便腾出时间来调整与孩子之间的互动方式。您将会成为孩子的向导和教练。

第一步技巧概览

在该方案的第一步中，您将获得以下技巧：

1. 如何在给予孩子夸赞的时候做眼神交流——当孩子自信地看着您的时候，您就会知道如何鼓励他在和您说话的时候用眼神交流，并确保您在和他说话的时候也用眼神交流。

2. 学会如何在发出指令前先帮助孩子集中注意力。

3. 学会倾听，同时帮助孩子学会倾听。

4. 如何开始注意到孩子所做的好事，如何表扬他，从而捕捉闪光点。

5. 意识到孩子是在模仿您（您的翻版）。

6. 开始关注孩子能做什么。

7. 练习如何与孩子交谈以示尊重。

第一步任务概览

在本方案的后续步骤中，您需要执行以下任务：

• 重读关于 ADHD 的内容，确保能理解孩子可能正在经历的困难。

• 与伴侣或亲人共同讨论收集到的所有关于 ADHD 儿童行为方式的信息，以便就改变对待孩子的方式达成共识（如果可能的话，在伴侣或亲人的帮助及支持下进行）。

• 将所有的想法付诸实践，并记录执行任务的经过，以及有些策略行之有效而有些却行不通的原因。

• 记录孩子难对付的 ADHD 行为。

• 记录孩子表现较好的行为。

• 记录孩子表现良好的所有事例，做成清单（用日记记录美好时光）。

• 记录与孩子共同经历的所有困难（用日记记录艰难时光）。

初始任务：做足准备

首先确保自己了解 ADHD。试着思考孩子为什么会有这样的问题，这样可以帮助您了解孩子为什么这么做，同时也可以帮助您找到不同的办法让您的孩子按您要求来做事。如果需要的话，您可以再次阅读第 1 部分。努力拿出勇气和精力来改变现状吧，这对您和孩子来说都将是一件好事。

请记住 ADHD 儿童在倾听和集中精力方面都有障碍。同时，他们在排队等候方面也存在困难。ADHD 儿童可能表现为行为冲动，这也是他们会频繁打断别人的原因。当您要专心去做一件事或者需要完成一件工作的时候，如打电话的时候，孩子的这些 ADHD 行为都可能会频繁出现。

想改变这种现状并不容易，您必须反复实践这本书中的所有方法。一开始您可能会觉得孩子的问题并无起色，但坚持下去，情况一定会变得好起来。

与伴侣、亲人或者朋友讨论您打算如何改变对待孩子的方式，并且尽可能地寻求他们的帮助和支持。所有看护人员都应齐心协力，步调一致是非常重要的。

您需要问问自己，您和您的伴侣是否在管教孩子的问题上存在分歧。如果两个人的看法在这个问题上相距甚远，您就需要尽量与伴侣讨论分歧的原因。如果可能的话，希望你们在接下来的几周里共同协作，尝试所有方法，一起讨论，共同前进。

您需要与伴侣去探讨本书中每一步的内容，同时鼓励伴侣了解六步育儿法并参与到六步育儿法的实施中。当要求伴侣或者朋友为您做事时，您应当时常反思：您是否像尊重朋友或伴侣一样尊重您的孩子呢？因此，请您练习一下应该如何与孩子交谈，也仔细想想您需要怎样跟孩子讲话。

想想可以如何调整自己的生活安排，从而腾出时间和孩子一起改变这种现状。您可能需要提高自己的组织能力，因为我们会要求您帮助孩子变成一个做事井井有条，凡事三思而后行的人。另外，我们建议您尽量去预测何时可能会出差错。这就意味着，您自己也必须是一个井井有条的人。同时，您必须花时间留意孩子可能有的反应，从而了解孩子的行为模式。

请您以下面的记事本为模板，记录孩子的 ADHD 行为表现和擅长的事情。

同时，我们希望您坚持记日记，这样您便可以记录并观察自己的进展情况，也可以发现孩子所做的一切积极向上的事情。请记住，您的角色至关重要，因为您要成为帮助孩子开发新行为方式的向导和教练。

记事本

在这里记录下您所观察到的孩子 ADHD 特点或行为表现。

我观察到我的孩子有以下的 ADHD 特点 / 行为表现：

我的孩子擅长：

技巧 1：眼神交流

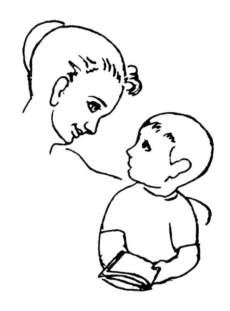

在给孩子下指令之前，吸引孩子的注意力至关重要。不要在自己的房间向另一个房间里的孩子大声喊话，要去找孩子进行面对面交流。

•**直接称呼孩子的名字。**

•**尽量保持眼神交流。您应该只在孩子行为表现良好或积极的时候进行眼神交流，否则孩子会目光躲闪，认为自己可能被您训斥。**

眼神交流是一个十分简单的技巧，但却非常重要。因为孩子需要摆脱遭到训斥的恐惧，学会直面家长，所以我们要求您**在训斥孩子的时候不要进行眼神交流**，而要选择在表扬孩子的时候进行眼神交流。为了鼓励眼神交流，您要学会蹲下身子来看孩子的世界。您可以先挠挠孩子的下巴，然后轻轻托住他的头，让他直面您，对他说："（孩子的名字），看着爸爸/妈妈。"

🔵 小贴士：眼神交流

大多数 ADHD 儿童都不善于进行眼神交流。这是由很多原因导致的，但是其中的一个主要原因是他们受到了太多次训斥，所以学会了躲避家长的目光。

为了帮助孩子重新学会眼神交流，当孩子做好一件事情时，试着与他进行眼神交流，积极互动。您会发现，过不了多久，孩子就会开始经常直视您，这时您就可以通过眼神交流来给孩子发号施令了。

技巧 2：发号施令前先集中孩子的注意力

一旦孩子适应了在接受表扬的时候直视您，您便可以使用眼神交流给孩子发指令了。

发指令时，您必须与孩子同在一个房间里。如果孩子在楼上玩电脑或者在另一个房间里看电视，那就没有必要从一个房间向另一个房间大声喊话。也就是说，您必须找到孩子面对面交流，温柔地呼喊孩子，等他看着您的时候再交代事情。如果您成功地完成了以上操作，并且您的孩子也做出了回应，记得对孩子的直视表示感谢。

> **重要提示**
>
> 很多 ADHD 的儿童有时候可以专注于他们感兴趣的事情（比如看电视、玩电脑、玩娃娃及其他不具有挑战性的娱乐活动）。
>
> 假如您在外面吃饭，玩得很开心，这时有人毫无征兆地把您叫走，您当然会不开心。ADHD 儿童也是这样的，如果孩子正专注于一项活动中，突然毫无准备地被叫去吃晚饭或者停下手头的活动去购物，那么他会发火也就不足为奇了。

由于打断孩子以后会产生各种问题，所以采取以下方法非常重要。

- **与孩子待在同一个房间。**当孩子和您不在一个房间时，对他大喊大叫或者同他讲话都是没有用的。如果你们不在一个房间，孩子会表现得仿佛没有听见您讲话一样。而这并不是孩子故意的，如果他正玩得开心，会屏蔽掉其他信息，不会注意到有人干扰了他的游戏或活动。所以他仍然可以继续开心地玩，丝毫不会注意到因为他没有回应您，您已经生气了。因此，**您需要陪在孩子身边，跟他进行眼神交流，确保他听到了您的指令。**

• **事先告知。** 给孩子一段适应的时间来停止当前活动，并重新开始新的活动。这就好比一台电脑通常不能立刻关机，而是需要先花几分钟时间来关闭电脑程序。ADHD 儿童也需要时间从一项活动转换到另一项活动中，他们往往需要在有提示或者信号的条件下转换活动。如果想提醒孩子做好准备，可以这样说："我们一会儿要去逛街了，所以 10 分钟后结束游戏。"再过一会儿提醒孩子："别忘了我们要去逛街了，8 分钟后结束游戏……5 分钟……3 分钟……2 分钟以后我会过来，你要停止游戏，关上电脑或者暂停游戏。"提醒孩子的时候需要温和且坚定，不留回旋的余地，这样孩子才能最终掌握其中的规律。

技巧 3：学会倾听，并且帮助孩子学会倾听

一旦吸引了孩子的注意力，就要确保孩子真的在听您讲话。**您要用简短的句子告诉孩子要做什么，保证孩子一直在听。** 同时记住，一次只交代一件事情。

如果孩子想要跟您讲话，尽量停下手中的事，转过身来面向孩子，明确表示自己正在听他讲。如果您必须先完成当下手中的工作，那就让孩子稍等一下。

如果可以的话，抓住孩子的手，让他知道您在关注他，也让他知道您一定会停下当前的工作。然后尽快停下手上的事情，转向孩子，听他诉说。

重复孩子刚刚说过的话特别有用，这样他会知道您在听他讲话，然后再回复他。如果可能的话，延长你们的谈话时间。比如，可以用提问题的方式来回复孩子，这样他就必须再做出回答。

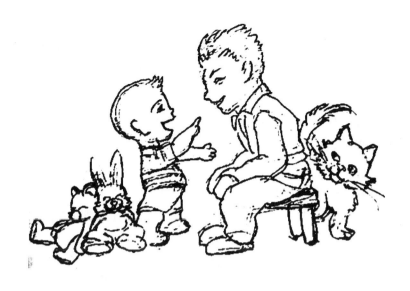

技巧 4：学会关注孩子所做的好的事情并及时鼓励——捕捉闪光点

尽量发现孩子身上的优点。

对于养育者来说，照顾 ADHD 孩子是个难题，所以他们经常抱着消极的态度看待孩子。对于这些孩子的父母来说，发现孩子的优点往往是十分困难的。他们会发现自己根本无法说服自己去夸奖孩子，因为他们忘不了孩子之前顽皮捣蛋的样子。既然那些令人不愉快的事情早就已经结束了，那就不要受那些残留的不良情绪的影响，而是要像初次见到孩子那样善待他，这是一件非常重要的事情。

尽量以积极的态度看待孩子，不要过分关注消极的方面。否则，您和孩子之间很可能会产生矛盾，这样会使纪律问题更加严重，也可能会使双方对待各种问题时反应过度。

从小小的表扬开始。当孩子做了一件好事的时候，对他说"干得漂亮"，同时强调他做得好的方面在哪里，让他知道您在表扬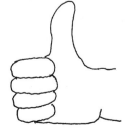

什么，比如"约翰尼，你收拾了自己的玩具，我真的为你感到高兴，干得漂亮"，这就是所谓的捕捉良好行为的时机。这对 ADHD 儿童来说尤其重要，因为 ADHD 儿童虽然有时可能会出现一些好的行为，但或许马上就会做些错误的事情。

举例来说，让孩子知道自己是因为不在椅子上跳来跳去而受到表扬，而不是因为后来抢走了弟弟的玩具车而受到表扬，这是非常重要的。

之后，也可以用表扬的方式来鼓励孩子接下来都好好表现，比如"你要是能做……（说一件事），我会为你感到骄傲（或者高兴）"。

像"好"和"坏"这样的词需要扩展开来解释，原因在于虽然我们经常使用这些词，但是孩子可能并没有真正理解好和坏到底是什么意思。这就是为什么您要准确地告诉孩子他做的哪件事是您不喜欢的，或者哪件事是您十分支持的。

您也可以用肢体语言来表扬孩子，比如一个微笑、竖大拇指、眨眨眼等。如果孩子能看懂的话，也可以写信表扬，比如说在写给他的信里落款：爱你的（××××）。

技巧5：请注意，孩子是您的翻版

表扬孩子的时候，请注意观察自己的肢体语言。比如当您说"干得漂亮"时，您是真心实意的吗？或者，您的肢体语言表达是否恰当？您有没有微笑？有没有皱眉？有没有表现得很生气？当然，要是您心情沮丧或难过时，就很难有愉快的肢体语言。但需要强调的是，如果您要表扬孩子，**就算不开心也要尽量保持微笑。**如果您的孩子听到您说"干得漂亮"的时候，却看到您皱着眉或者很生气，孩子就会捕捉到一种矛盾的信息，而不会知道您到底想说什么。要记住大多数孩子（像成年人一样）从眼神中就能捕捉到情绪的线索和信息的含义。

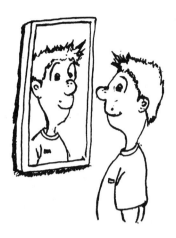

技巧 6：开始关注孩子力所能及之事

开始关注孩子的能力范围，从而知道如何改变现状。举个例子，孩子在玩游戏或者涂颜色时，可能只能专注 3 分钟。您可能会觉得孩子能自己穿好衣服，但当您仔细观察他的时候，就会发现他真的很容易分心，所以您需要温柔地提醒他，鼓励他继续穿衣服。能力范围界定就是要关注到孩子能做什么和难以做什么。

在这一步中，重要的是关注孩子能等待多长时间，能将注意力集中多长时间，同时记录孩子能做哪些事。**界定孩子的能力范围可以帮助您了解孩子在哪里遇到了困难，以及需要哪些方面的帮助。**

技巧 7：请记住，带着尊重和孩子讲话

平静真诚的谈话可以帮助孩子学会以尊重之心同您讲话。同样地，您应该像跟朋友或者同事交流一样与孩子沟通，这样您和孩子都会更加积极地和对方互动。

需要立刻执行的第一步任务

您要确保在阅读了大量 ADHD 相关内容后，尽可能地了解

ADHD 及 ADHD 对孩子的影响。在这里，您可以参考第 136 页列出的相关信息。

每周做两份记录，一份记录积极的情况，一份记录困难事件

我们要求您做两份记录：一份记录该段时间内出现的困难事件，另一份记录进展顺利的情况。这些记录可以用来查看自己想法实践的成果如何，同时，您也可以从中得到机会反思六步育儿法进展顺利或碰壁的原因。在六步育儿法每一步的最后，我们都为您准备了两张记录页，一张用来记录好的事件，一张用来记录困难情况，当然您也可以自己另做记录本。

请记住，和您的伴侣一起分享孩子的长处和短处。您和伴侣在帮助孩子的过程中应该共同协作，彼此支持，这是十分重要的。要是你们能在管理孩子上达成共识，让孩子感受到你们的一致，孩子就会知道父母能够理解自己的困境，并且都尽力在帮助自己。

总结与回顾

接下来我们要回顾第一步的内容。千万不要跳过这一部分！请把这一部分当作回顾本周日记时的自查清单。您在实现目标的过程中做得怎么样？您觉得哪些技巧好用，哪些技巧不好用？您完成所有任务了吗？

第一步目标

第一步的目标是帮助家长真正了解自己孩子的 ADHD 行为。因为每个 ADHD 儿童都是独一无二的，必须认识到孩子的哪些行为是需要家长帮助的。如果您了解哪些行为是因为 ADHD 造成的，便可以开始制定干预方案。为了您和孩子的利益着想，必须勇于改变现状。

另外，您可能需要调整自己的生活安排，以便腾出时间来改变与孩子之间的互动方式。需要再次强调——您要成为孩子的向导和教练。

第一步技巧总结

在这一步中，您将获得以下技巧：

1. 表扬孩子时，与孩子进行眼神交流。如果孩子看向您的时候已经充满了自信，鼓励孩子与您讲话时也使用眼神交流。

2. 学会发指令前先集中孩子的注意力。

3. 提高自己的倾听技巧，帮助孩子学会倾听。

4. 学会关注到孩子的闪光点并及时表扬：要有一双善于发现优点的眼睛。

5. 要意识到孩子是在模仿您（您的翻版）。

6. 练习如何以相互尊重的方式与孩子交谈。

第一步任务回顾

• 您是否重读了关于 ADHD 的内容，并确保能了解孩子现在可能正在经历的困难？

• 您是否与伴侣或亲人共同讨论了收集到的所有造成 ADHD 儿童异常行为方式的相关信息，并就改变教养方式达成了共识？

• 您是否实践了所有的想法，并记录了一周内行动的经过，以及有些策略行之有效而有些却行不通的原因？

• 您是否记录了孩子难对付的 ADHD 行为？

• 您是否记录了孩子较好解决的 ADHD 行为？

• 您是否记录了孩子表现良好的所有事例（用日记记录美好时光）？

• 您是否记录了与孩子共同经历的所有困难（用日记记录艰难时光）？

如果您认为已经了解了 ADHD 对您孩子的影响，并且练习了以上的技巧，完成了以上的任务，那么您就可以进入第二步了。记住，一旦有需要，您可以随时重复以上步骤，每位家长都可以按照自己的节奏完成这些步骤。

美好时光日记

日期 ···

时间 ···

孩子有什么好的表现? ···
···
···

您做了什么来回应他? ···
···
···
···

您的回应对孩子有积极的作用吗? ···
···
···
···

您现在感觉如何? ···
···
···

艰难时光日记

日期 ....

时间 ....

导火索 ....
....

发生了什么? ....
....

您做了什么? ....
....

有没有让事态缓和? ....
....
....

您现在感觉如何? ....
....

您还有其他办法吗? ....
....
....

第 6 章
第二步：帮助 ADHD 儿童的策略

第二步目标

在第一步对您孩子 ADHD 病情了解的基础上，我们将协助您采用重点标注的方法和技巧，处理孩子的问题。第二步的目标是帮助您作为教练，有针对性地选择本方案中的策略，来解决孩子的实际问题。

第二步技巧概览

在本方案的第二步中，您将会学到以下技巧：

1. 如何应用"支架式教学"来协助孩子做更多的事情。

2. 如何识别并使用教育的时机。

3. 听得到的夸奖。

4. 如何建立一个连贯的日程。

5. 如何建立明确的行为界限和家庭规则。

6. 如何使用倒计时和延迟消退法。

7. 学会向孩子传递明确的信息（记得运用眼神交流）。

8. 使用短句。

9. 使用选项。

10. 避免冲突和争吵。

11. 让自己保持冷静。

12. 让孩子保持冷静。

改变养育方式时的注意事项

有一点非常重要，那就是您需要知道改变几乎不会发生于一夕之间，也许需要几个月才能看到明显的改善。我们知道您所采用的技巧可以帮助您教导孩子，久而久之会提高孩子自身的能力。不过，我们也希望您能马上看到孩子的一些变化。

尽量确保孩子的所有成年看护人员都同意对孩子进行行为干预的方案，并按照一致的方案去执行，因为所有人的一致性是非常重要的。正如我们之前说过的，家长尝试接受他们患有 ADHD 的孩子是很重要的，孩子的气质就是这样。通过调整教育方式，家庭生活可以变得更愉快。

本章节后面会有一些记录页，可以帮助您测评孩子的能力。您可以用这些记录页来记录和观察孩子每段时间的进步。

一些家长会发现有些技巧要比其他技巧好用。所以，要是您觉得某一项技巧的使用有困难，可以问问您的伴侣是否遇到同样的困难。如果您的伴侣跟您有一样的感受，那么你们可以考虑找另外一种方法来达到同样的目的。**不要轻易放弃，要坚持尝试**。因为有些时候你们离成功只差一点点行动。

第二步任务概览

在第二步中，您需要完成以下任务：
- 继续与伴侣保持协作。
- 记住要反复尝试各种技巧。
- 学会管理行为，同时对能够达到的目标有清醒的认识。
- 记住要实践第一步中的技巧，包括眼神交流、学会倾听和表扬孩子。
- 开始通过游戏的方式来帮助孩子提高注意力。
- 保证每天至少与孩子一起玩 10 分钟。
- 坚持用日记记录艰难时光。

●坚持用日记记录美好时光。

仔细思考第一步进展得如何？

您是否已经成功发现孩子所做的好事并且表扬过他，确保让孩子知道您为什么而表扬他？您可以看看第一步的日记，您应该有一些具体的例子来说明哪些事情进展顺利，是什么因素促使它进展顺利。

您是否把孩子的行为和可能产生这种行为的原因联系在一起？要记住，因为孩子患有 ADHD，所以可能很难去倾听或者记住您让他做的事。他当时可能会开始做事，但很快会分心（这对父母来说很烦人，但是对很难坚持一项任务的孩子来说还是可以理解的）。我们建议您帮助孩子完成他已经开始做的事情。

花时间看看那些艰难时光和美好时光的记录，看您是否能找出引起那些困难的原因。如果您能总结出一个模式，就可以帮您避免将来重复发生这些困难事件。

作为孩子的家长，您是他的向导和教练。我们可以给您建议和想法，但是您必须自己去践行这些建议和想法（我们希望您可以得到伴侣或朋友的支持）。

技巧 1: 支架式教学

每个孩子都有不同的技能，因此，应该花点时间找出孩子能做的事情。正如第一步我们提到的"能力范围界定"，也就是父母及时评估孩子当前的能力范围。这周笔记最后一部分的"回顾表"是用来界定孩子的能力范围的。这种能力范围界定正是支架式教学的第一阶段。

比如，您的孩子能集中精力多长时间？我们可以让他在更长一段时间里保持专注。当您叫他做某件事情的时候，他听从或执行得怎么样呢？一旦您对他能等候多久或者听到何种程度有了一

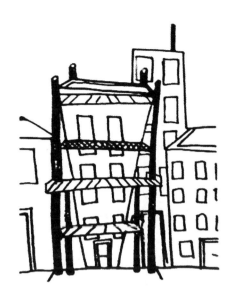

个概念，您就可以在他能力的基础上帮助他拓展技能。

知道孩子能够以怎样的方式完成任务，可以帮您选择适合他能力水平的玩具或游戏给他玩，也可以帮您判断何时能够尝试着提高孩子的能力。这样就能逐渐建立起一套孩子能轻松掌握的技能。之后，您可以在不让孩子发脾气、丧失兴趣或者丢失自尊的前提下，用耗时稍长的任务来拓展他的技能。

支架式教学的步骤为：

• 界定能力范围。仔细观察孩子，看看孩子具备哪些能力。

• 绘制孩子能力的"最近发展区"。明确孩子可以独立完成的任务，以及您的鼓励下通过支架式教学，他还能做到什么程度。

• 拓展。帮助孩子做一件稍稍超过他自己能力范围的任务。

• 巩固。练习所用技能，确保孩子完全掌握。

在这一步的最后，我们增加了一个"回顾表"供您填写（第67 页）。这张表会帮您回顾孩子的能力。同时，这张表也会再次出现在第六步的内容里，这样您就可以检查孩子的学习进度，您也可以自己设计"回顾表"。

技巧 2：学会辨认和利用教育时机

一旦您向孩子提出一个新的想法，就要在不同的环境中练习它。**我们把这种技能叫作"利用教育时机"**，意思是抓住每个尝试新技能的机会。我们建议您和孩子一起玩有助于提高孩子记忆力和注意力的游戏。您可以在外出散步时，或者在车里、超市、咖啡馆、酒馆、朋友家、外婆家的时候尝试这项技能。

技巧 3：给予孩子听得到的夸奖

学会在孩子听力所及范围之内表扬他，这招非常有效。举个例子，如果孩子听见的是妈妈对爸爸或爷爷、奶奶说："（孩子的名字）今天做了……（说明情况），我为他感到非常骄傲，因为他对对方很温柔（体贴、善良、热情等）"。这不是很棒吗？只要孩子能听见，您也可以在电话里这样讲。

技巧 4：建立一个连贯的日程

给孩子提供日程安排。对于孩子来说，特别是患有 ADHD 的孩子，他需要提前知道每天的日程安排。一旦日程安排变了，一定要让他知道。做计划的时候应该充分考虑到活动过程中孩子可能会出现的疲惫、困倦、饥饿和预期的情绪变化，并提前做出适当的预案。

记住，尽量不要在孩子饿了或者累了的时候带他出去逛街，那样只会造成困扰。

ADHD 儿童往往不喜欢日程安排有任何改变，所以您需要提前做好第 2 天的计划安排，提前告知孩子可能发生的意外，一起讨论接下来要做的事情，并且再次确定孩子愿意接受这些安排。另外，**不需要提前告诉孩子几周之后才可能发生的事情**，否则孩子会反复问您"什么时候？干什么？在哪里？"这样的问题，纠缠不休。

比如可以这样说："明天我们要和爸爸一起开车去旅行。我们计划在中途（几点）一起进行一场有趣的野餐，然后再开一段路就到奶奶家了。到奶奶家以后，我们可以喝喝茶，你可以和爷爷、奶奶一起玩，最后我们开车回家。"

观察孩子的能力范围。如果您传递给他的诸多信息他都能处理，接下来就可以传递更多信息给他。

养成记录的习惯，记录完成上述任务时遇到的所有困难，并与您的伴侣沟通。做好记录是非常有用的一件事，这样可以帮助您回顾和比较每周的日记。

下面我们给出了一个计划的范例（再次强调，每次与孩子分享的信息量都要在孩子可以承受的范围内）。

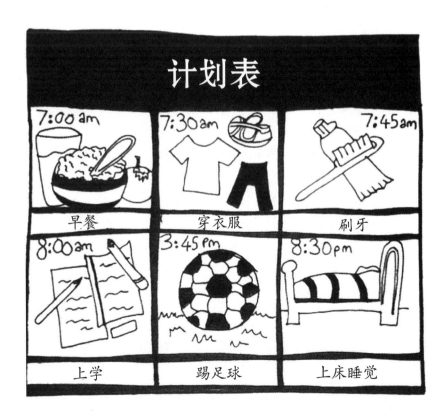

用图片做计划表

对于某些孩子来说，尤其是那些语言能力欠佳的孩子，每天的计划用图片形式呈现是一种非常有用的办法。您可以从杂志上剪下图片。

一份常规的日计划可能很少有现成的图片可供使用，但是您可以使用生活中的图片，比如早饭的图片、学校的图片等。这种方法对于那些语言能力不好和还不具备阅读能力的孩子来说尤其有用。

如果您的孩子在闲散的时间段容易发生问题，可以把"空闲时间"作为一项安排，再帮孩子按照自己的想法安排空闲时间。

周六计划

早上 8:00 起床

早上 8:15 洗脸，刷牙，穿衣服

早上 8:30 吃早餐

早上 9:00 收拾好玩具去奶奶家（记得带书和玩具）

早上 10:00 到达奶奶家，喝点水，好好玩

中午 12:00 和爷爷、奶奶一起吃午饭

下午 1:00 出去散步

下午 2:30 和奶奶一起喝茶，吃点心，玩游戏

下午 4:00 坐车回家

下午 5:00 喝茶前和爸爸一起玩或看电视

下午 6:00 喝茶

晚上 7:00 洗澡，刷牙，上厕所

晚上 7:30 上床，读故事

晚上 7:45 熄灯睡觉

技巧 5：建立明确的行为界限和家庭规则

建立界限意味着设立限制和规则。孩子们是需要界限的，没

有界限，他们反而会缺少安全感。有的时候界限或限制并不明确，所以我们往往忘记说"这就是我 / 我们对你的期望"。对于一个意志坚强的孩子来说，我们往往会：

- 向孩子让步。
- 因为太忙或太累了，所以无法让孩子服从要求。
- 找一些借口，比如，这是他正在经历的一个阶段。

孩子们往往不知道他们的行为是否合适，除非您能明确告诉他们。

孩子们每天都会考验自己的父母。他们想看看您自己有没有达到自己设立的目标，以及他们能不能真的相信您。如果您一直在更改建立起来的规则或目标，或者您不能坚持自己设立的规则，您的孩子就会变得既焦虑又害怕。他的行为通常也能反映出来这种感觉。而这种情况更有可能发生在 ADHD 儿童身上，因为他们往往每天都会有很多不同的需求。所以，作为 ADHD 儿童的父母，您需要比其他父母更有理解力、洞察力、精力、耐心和创造力，也要更成熟。

我们不是在这里讨论"孩子是否服从父母"的情况，如果仅仅只是要求服从，会导致孩子的服从是出于恐惧而不是出于尊重。您需要温柔、清晰、明确地提出要求，才能获得孩子的尊重。这样做同时也可以帮助孩子学会尊重其他人，比如幼儿园园长和学校的老师。再次强调，在家里树立模范是非常重要的。举个例子，如果父母对待朋友或亲戚非常粗鲁，孩子就会模仿父母（再次证明了**孩子是父母的翻版**）。

家庭规则

在本周，设立一条规则并准备实施。一旦孩子遵守了这条规则就要对他提出表扬。要从一些简单的规则开始，比如提醒孩子接到电话的时候必须回家。举例来说，午饭时间要到了，您叫孩子回来，如果他回来了，您就应该在他回来的时候立即表扬他。

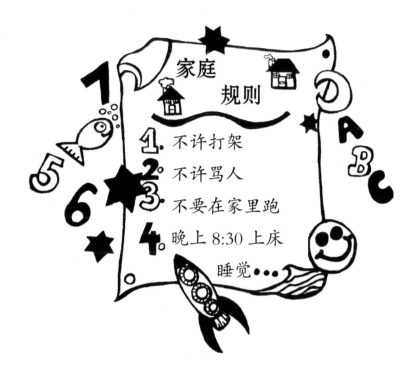

您要开始帮助孩子，使孩子明白，如果他按您的要求去做，他就会得到表扬和赞赏，您也会为他感到高兴。

您可以和孩子一起讨论哪些规则重要，哪些规则不重要，并确定好第一个要遵守的规则。每次定一个或两个，最多不超过三个规则。把这些规则写下来，要求孩子去遵守。另外，还要确保家里的每个人都认可并愿意遵守这些规则，**记得一定要确保孩子遵守规则后会受到表扬**。除了表扬孩子，还要制定一个具体的奖励机制，比如给他多讲一个故事，或者多给他一点时间看他最喜欢的节目。

记住，您必须先吸引孩子的注意力。您必须确保孩子听到并理解了您的指令，同时要记得随时捕捉美好瞬间：当孩子做得好时要及时表扬他。一旦您已经建立起了一种表扬好行为的机制，您认为孩子已经知道您表扬他的原因了，您就可以开始奖励孩子的这些好行为了。

小贴士：赞美的重要性

- 不论何时，尽您所能赞美孩子。

- 接孩子放学的时候要面带笑容，他今天可能在学校过得很艰难，并不开心，您的笑容会让他心情好一些。

- 记住，孩子的情绪很容易受到环境的影响！您笑的话，他也会笑。

技巧 6：学会利用倒计时和延迟消退法

钟表和计时器、提示器

使用钟表和计时器、提示器等方式来提醒孩子，让孩子知道接下来要做什么（比如上床时间到了，或者要去逛街了），这种提醒对所有孩子都有好处，因为这些提醒是他们唤醒记忆的线索。同时，跟直接命令相比，提醒比较温和，孩子往往不容易拒绝或反抗。ADHD 儿童比那些正常孩子在时间管理上有着更多的困难。因此，帮助 ADHD 儿童练习时间管理是非常重要的工作。同时，您必须要学习掌握一些技巧。

使用视觉提示帮助孩子判断时间。比如，给孩子演示、解释并描述"当长针走到……时（展示给孩子看），我们要去……"。我们并不指望您教会一个小孩子理解时间的概念，但是即使很小的孩子也可以看到表上的长针已经走过了 5 分钟。

蜂鸣警报器、计时器（比如煮蛋定时器）及闹钟都是提醒孩子时间非常有效的辅助工具。

小贴士：计时器的使用

- 计时器可以用于各种情况：

- 提醒孩子情况要发生改变了（例如，时间一到，我们就要从奶奶家回去了）。

- 开始一项新任务（例如，刷牙时间到了）。

- 给孩子一段冷静时间（为了孩子，也是为了自己）。

- 代表一段娱乐时间的开始及结束。

倒计时和警告

如果毫无预告地突然告诉孩子"我们现在得走了"，那么往往会引起孩子反抗，甚至发展成一场闹剧。所以，您最好先告诉孩子"我们要在 10 分钟后离开，我们要在 5 分钟后离开……"，同时开始倒计时，给孩子一点时间来完成手头的任务，为离开做准备。要不断地提醒孩子时间快到了。到了最后 2 分钟的时候，告诉孩子"我 2 分钟以后上来，你必须停止玩游戏，保存好游戏进度"。确保您的孩子知道他必须马上停止，千万不要让他延长游戏时间。这样，慢慢地他会知道，说"时间到了"的时候，就是时间真的到了，不能拖延。

教孩子学会如何为得到想要的东西而等待。我们把这称为"延迟消退"法。举个例子，您的孩子想吃饼干，但是 10 分钟以后就要吃午饭了，您就要回答："10 分钟以后要吃午饭了，吃完午饭你就可以吃饼干了。"（**注意：您避免了说"不"这个字。**）然后说："让我们来看看怎么让等待午饭变得更容易一点吧。你想不想画幅画、涂色或者给我拼一个乐高汽车呢？"

当然更重要的是您也得注意时间。要是您跟孩子说您 1 分钟后准备好，这 1 分钟是真的 1 分钟还是实际上是 5 分钟或者 10 分钟？要考虑好您想传递给孩子一种什么样的时间观念。

一定要保证您的提醒或者倒计时是简短明确的。

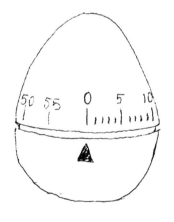
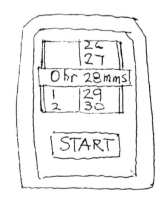

技巧 7：给出明确的指令（记得使用眼神交流）

要求孩子做太复杂的事情可能反而达不到预期的效果。言简意赅，简洁为美，一句话表达一个意思。千万不要一次给孩子下达一个以上的指令，除非您确定他能记住多个指令（这是**能力范围界定**的一个例子）。

当您想要孩子做什么的时候，首先确定你们之间有眼神交流，孩子也正在听您讲话。然后用清晰的声音向孩子表明您要求他做的事情是什么。清晰的声音不是一个愤怒的声音，而只是一个坚定的声音（就像公交车司机说"往里走"或者"坐好"时的感觉）。当您希望做成某件事的时候，要向孩子发出指令而不是发问。如果您说"你现在能整理吗？"孩子总是会回答"不能"。所以要说"请你现在就整理"。

技巧 8：使用短句

记住简洁为美——使用短句。

ADHD 儿童的记忆力不好，只有有限的短期记忆，也就是说他们记不住冗长或复杂的任务。

练习一句话法则，每句话不超过 4 个字，说完以后尽可能让孩子重复一遍给您听。这样可以帮助孩子记住一些东西。

技巧 9：使用选项

当您要让孩子做出某种选择的时候，最好只给他两个选项。这样可以让孩子更容易下定决心，也可以减少孩子拒绝的机会。**要确保孩子能够听到并且明白了您说的话**，可以让孩子重复一遍刚刚说过的话给您听。

举个例子，当您问到"午饭想吃芝士还是火腿？"时，如果您的孩子花了很长时间才做出决定或者一直不确定选什么，您可

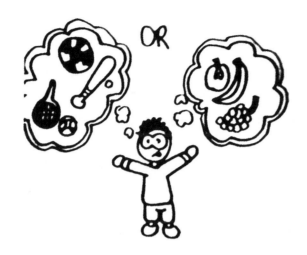

以说"你还在选吗？要不然我替你选？"

在人很多的情形下，您应该意识到如果其他所有孩子都选择了一样东西，而您的孩子选择了另一样东西，那么之后您的孩子可能会对他的选择感到不满意。所以如果选择之前孩子陷入了自我怀疑，您可以对他说："其他人都有……，你想不想要一样的？"

小贴士：提供两个选项

• 给孩子有限的选项，比如"你想要金枪鱼还是鸡蛋三明治？"记住，孩子只能短期记忆且容易冲动，所以让孩子重复说他想要哪个。

• 另一个例子是问孩子"你想要我帮你穿衣服，还是你想自己穿？"这种方法可以降低孩子回答"不"的机会。

技巧 10：避免发生冲突和争执

小孩子会经常说"不"。这是因为孩子在学习发展自我意识，这是孩子正常成长的一种表现。他们会努力探索自己所拥有的力量。不过，他们也需要学会如何给予和索取。记住，孩子的这种富有挑战性的行为是正常的，您不能觉得这是在威胁您。作为家长，您必须认识到经过一段时间后，整个冲突和争吵会变成一场游戏。

您需要迅速认识到这一点，反思事情的经过，这样才能避免发生争吵。您也知道争吵不会达到您想要的结果。

吵架是两个人之间的事情。作为家长，您必须以成熟的态度对待这种情况，同时说点什么，比如，"我已经说过可以……（不要说'不'），你吃完午饭以后可以吃饼干，我现在不会再谈论吃饼干这件事了（现在先不谈吃饼干这件事）"。说完您就应该走开，就算孩子想继续争吵，也不能让争吵继续下去。记住，当您走开以后，您可以锻炼和孩子相处时的方法和技巧，比如，吸引他的注意力，让他听您讲话，同时您也听他讲话。您可以使用这个方法帮助孩子学会等待，也可以通过做游戏帮孩子锻炼和提高记忆力，而且您在任何地方都可以用这个方法。如果你们要去购物，去之前要求孩子记得提醒您买一些需要的东西，比如牛奶，一旦孩子提醒您了，您就要表扬他。

您可以慢慢增加孩子必须要记住的事情，也就是利用我们之前讨论过的教育时机。我们鼓励您不论何时都要充分利用这些时机，将学习推广到不同环境中。

一个难管教的孩子如果正好碰到一个脾气暴躁的家长，往往意味着会有重大的冲突发生。许多 ADHD 儿童的父母都觉得他们已经尝试了所有方法，但都无济于事。于是他们在绝望中选择了对孩子大喊大叫。

技巧 11：保持冷静

保持冷静是家长们必须学会的关键技巧之一。如果您朝孩子吼叫，您的孩子生气时也会学您的方式吼叫。孩子们会模仿他们看到的身边人，如果他看到爸爸和妈妈在朝对方喊叫，他也会在自己沮丧或生气时做同样的事情。

保持冷静是您必须学习和努力做到的事情。所以要经常练习，您还应该和伴侣或朋友一起练习，并讨论可以取代大喊大叫的沟通方法。

我们发现了一个行之有效的方法，那就是学会在自己面前放置一个想象出来的**"有机玻璃屏障"**（就像警察在进入暴乱区时使用的盾牌一样）。您可以通过一些自我暗示的动作来放置"玻璃屏障"，比如说摸一摸自己的耳朵。当这面"玻璃屏障"在您的想象中已经武装好以后，您就可以暗示自己现在没有任何负面情绪能够影响自己了。当您感觉自己就要生气了，可以试试这个方法，同时深呼吸。反复练习这项能力。您会感到在自己很生气时，这面屏障就会放下来，您可以在屏障后面保持冷静，并且更冷静地对待孩子。因为他的坏脾气不会影响到您，您仍然可以冷静地面对他。

大多数家长都想向孩子解释为什么按照要求去做有那么重要。这是件好事，但不应该在你们之间的关系产生危机时去做。

- 先解除危机。
- 让大家都冷静下来。
- 等大家都冷静下来，再解释原因。

让解释尽量简短，要记得孩子有短期记忆的问题。不要在事情过去几小时之后再解释，否则孩子会忘记这件事的。

如果孩子正处于某种危险环境中，您必须要尝试始终保持冷静。很多孩子在有人尖叫或朝他们喊叫时会跌倒，并发生严重的意外。在紧急情况下惊叫，这是人类的天性，想要改变是很困难的。那么，只有在平时就练习保持冷静的方法，才可以帮助一个人在紧急情况下不发出尖叫。

尽量保持冷静，声音放轻柔。这样孩子必须把自己的情绪降至您的情绪水平，才能得到您的关注。

举个例子，如果您要去商店退一件商品，您可能已经做好准备展开一番口舌之争。但是商店老板却平静地说："好的，先生。我会退钱给您。"这件事情就这么平息了。试着对孩子采取同样的方法，保持冷静，只要您不大吵大闹地回应，事情可能很容易就平息了。因此要冷静处理事情，传递信息时的声音要平静，语气要显得尊重。

家长们往往不喜欢由孩子自己做最后的决定，除非遇上了重大问题（这是正常成长的一部分，也是培养独立意识的一部分）。您应该学会摆脱这种状态，不要让这件事情激怒您。提醒自己：争吵是发生在两个人之间的；其中一个人必须成熟对待这件事情，只有这样才能摆脱争吵的状态。

您可以把孩子所做的真正激怒您的事情和可以忽略不计的事情都写下来。比如说，抱怨是可以忽略的（尽管有时候也很烦人），但是有些行为不能忽略，比如打人、咬人和踢人。

技巧 12：让孩子保持冷静

如果您和孩子发生争执，他可能会发脾气，因为他会感到沮丧、情绪超负荷、疲倦、无聊、饥饿或受到过度刺激。后文会详细讨论发脾气的内容。

您千万不要忽略孩子发脾气，因为孩子发脾气的时候只是想表达：“帮帮我！我控制不住我自己。”您需要帮助孩子摆脱困境，这样可以帮助您在孩子面前建立威信，使孩子对您更信任，同时也向孩子表示您能够掌控住局面。

您可以平静地说：“冷静下来。当你冷静下来时，我们可以成为朋友。”或者说：“这样我们就可以拥抱一下。”这些话尽量只说一次。

不要把句子说得太长，也不要问孩子为什么做那些事情。这种问题只能在一切恢复平静的时候再问。在孩子发脾气期间：

- 您的孩子并没有在听您讲话。
- 您的孩子根本不知道什么才是理智的回答。
- 您是在浪费自己的生命和精力。

小贴士：如何让您和孩子保持冷静？

- 确保您发出的指令是简单的，可实现的。如果可以的话，和孩子商量一下可能的结果。

- 比起大喊大叫，更好的解决办法是向孩子解释规则已经被打破了，同时解释造成这种后果的原因。

- 保持冷静是最难做到的事情之一，但可能也是最重要的事情。

- 将孩子的行为和孩子本身分开来看待，比如，您可以跟孩子说："我爱你，但是我不喜欢你这样做……"

- 除非您真的想要威胁孩子，否则不要轻易威胁他们。

- 不要讽刺孩子，ADHD 儿童们并不能理解讽刺是什么。

任务：通过玩游戏帮助孩子提升注意力和专注力

玩游戏有助于改善记忆力

ADHD 儿童往往在注意力、专注力、记忆力、排队等候、玩游戏和面对挫败方面都有问题。因此，他们常常觉得游戏很难。我们希望做游戏的目的是让孩子能成功，所以游戏开始前的准备工作非常重要。这是一种纸牌游戏，纸牌中包含着几组成对的牌，您的目标是帮助孩子在游戏中获胜。久而久之，您就可以提高游戏难度。但是一开始只需要让孩子喜欢上玩游戏，并且还想多玩几次就可以了。

这些游戏可以帮助孩子改善记忆力，所以尽量每天至少和孩子玩 10 分钟游戏。

"捉对儿"

这个游戏可以十分有效地教会孩子：①参与；②专注；③改善记忆力；④轮流等待；⑤学会应对失败。

这个游戏的妙处在于它很快开始也很快结束，因此孩子知道一轮游戏结束后，新一轮游戏会紧随其后。

先分出来一副牌，洗牌，把牌打乱，然后玩家们面对面坐好。玩家们按顺序一个接一个翻牌，然后把牌放在桌子中间。第一个认出一对牌（自己所亮的牌和同伴亮的牌相同）并且喊出"捉对儿"的人可以得到桌子中间的所有纸牌。然后继续进行游戏，直到一名玩家集完整副纸牌。接下来第二局游戏按照相同的规则开始。在"捉对儿"游戏中，规定游戏时间是很有用的。

一开始，您可能会希望少玩几张牌。如果这样，您要确保玩的时候有足够数量的成对纸牌，否则您和孩子很快就会感到无聊。

还要确保每个玩家都遵守同样的游戏规则。

您可以在每次玩的时候都记录下游戏过程或者计算出获胜者。

如果孩子在亮牌之前会先看一下自己的卡片也没关系，更重要的是他在配对时感到自信。有些时候，帮助孩子赢得游戏是很重要的，之后可以加大游戏难度。

小贴士：一起玩的重要性

• ADHD 儿童在专注力方面存在问题。他们往往会错失通过"玩"来学习的机会。

• 尽量多陪孩子玩游戏（每天至少 10 分钟）。不要做一些有竞争性质的游戏，只要玩得开心就好，可以做您想一起玩的任何室内或室外游戏。

• 通过做这些游戏，您也可以帮助孩子学会如何跟朋友一起玩。

第二步任务

第二步的任务已经囊括在上述技巧中。同时，您需要记得同您的伴侣、家人或朋友协作，为孩子提供一个统一的方案。如果可能的话，在家里或者在外面都可以使用第一步及第二步中的技巧，不过应该先在家里尽可能多地练习这些技巧，这样您今后使用起来就会更加自信。

与您的伴侣讨论对方能否和孩子一起玩"捉对儿"游戏，以提高孩子的注意力。仔细考虑最适合玩"捉对儿"的时间，以及如何轮流亮牌。每天留出 10 分钟和孩子一起做游戏。

记录这一步的日记，一份是艰难时光，另一份是美好时光。同第一步的日记一样，这两份日记或许可以帮您找到造成困难局面的诱因（艰难时光的日记），也可以发现表现良好的情况及原因（美好时光的日记）。

总结与回顾

总的来说，第二步的目标、技巧和任务都是为了使您了解孩子的 ADHD 症状，从而可以在预估孩子可能存在的困难后，开始运用上述技巧。在这一步中，我们的目标是根据您作为孩子的教练时发现的难处，来调整方案策略。

第二步技巧总结

我们讨论的技巧包括：

1. 开始使用支架式教学，并且界定孩子的能力范围。

2. 找到教育的时机。

3. 给予孩子听得到的夸奖。

4. 建立一个连贯的日程。

5. 建立明确的行为界限和家庭规则。

6. 学会利用倒计时和延迟消退法。

7. 学会向孩子传递明确的信息（记得运用眼神交流）。

8. 使用短句。

9. 使用选项，最好是两个选项。

10. 避免发生争执，学会协商。

11. 自己保持冷静。

12. 让孩子保持冷静。

第二步任务回顾

在这一步，我们讨论的任务包括：

• 与伴侣保持协作。

- 记住要一直反复尝试练习这些技巧。
- 学会管理行为，同时对能够达到的目标有清醒的认识。
- 记住要实践第一步中的技巧，包括眼神交流、学会倾听和表扬孩子。
- 通过玩游戏来帮助孩子提高注意力。
- 保证每天至少同孩子一起玩 10 分钟。
- 坚持用日记记录艰难时光。
- 坚持用日记记录美好时光。

评估孩子的能力

我们希望您和孩子坐在一起，看他拼一副拼图或玩一副纸牌。如果你们在玩拼图，可以选一副数量少的拼图；如果你们在玩纸牌，可以选择带图画的纸牌，从一小撂纸牌开始玩起（详情参见上述"捉对儿"游戏），将同样的纸牌进行配对。

请用下面的表格对孩子在接下来一周里的能力进行评估，在表格里做好笔记。

回顾表

日期	游戏项目 如消消乐、 捉对儿	您认为孩子 能应付的纸 牌数量	孩子是否能 应对该难度？	孩子是否 需要帮助？

像这样做评估笔记就是在界定孩子的能力范围。在这里，我们为您选择了练习的玩具，但是能力范围的界定可以在各种场合进行，比如评估孩子使用刀叉的能力，或者评估孩子可以等待多长时间（参见下表）。您可以在自己的笔记本上来完成回顾表。

日期	孩子想要什么？	在得到这件东西之前，孩子能等待多久？	是否需要帮助，比如计时？

评估目前孩子可以轻松完成的事情，之后提升难度，比如增加积木数量、纸牌数量或者延长孩子想要一样东西所需等待的时间。

一旦孩子适应了新的等待时间或玩具数量（他需要多玩几次才能真正学到其中的技巧），您就可以再次提高游戏难度。记得每次都只增加一点任务量，比如额外增加一块拼图、两张纸牌或者多计时 30 秒。

第一次帮助孩子增加任务量是很重要的，这可以让孩子不断地尝试。如果您的孩子开始变得焦躁不安，那就要回到之前能轻松完成的任务上去。这样做的目的是帮助孩子建立自尊心，而多次失败对孩子自尊心的建立毫无帮助。可以延后几天再尝试增加其他任务，也可以试试不同的任务方式。

不要急于催促您的孩子。孩子要把新技能学好，有时候需要花费一些时间。ADHD 儿童容易冲动行事，过后又忘记了。因此需要不断重复地做好一件事，这样才能帮助孩子记住这项技能。我们把这个过程称为**巩固**。在不同情况下尝试新技能也很重要，这样孩子在尝试新技能的时候就不是仅仅能在家中能完成，而是在其他场合也能完成（比如可以利用**教育的时机**将某项技能推广到其他场景中）。

美好时光日记

日期 ·

时间 ·

孩子有什么好的表现? ·
· ·
· ·

您做了什么来回应他? ·
· ·
· ·

您的回应对孩子有积极的作用吗? ·
· ·
· ·
· ·

您现在感觉如何? ·
· ·
· ·

艰难时光日记

日期 ···

时间 ···

导火索 ··
···

发生了什么？
···
···

您做了什么？
···
···

有没有让事态缓和？ ···
···
···

您现在感觉如何？ ··
···

您还有其他办法吗？ ···
···
···

第 7 章
第三步：通过游戏帮助孩子集中注意力

第三步技巧概览

在这一步中，您将练习的技巧如下：

1. 认识到游戏的重要性。

2. 运用训练专注力的游戏。

3. 鼓励使用倾听技巧。

4. 使用"我们"和"我"。

5. 情感讨论与拓展儿童的语言表达能力。

6. 练习让孩子选择。

第三步任务概览

在本步骤中将要执行的任务如下：

• 回顾前面步骤中的技巧。

• 回顾前面步骤中的任务。

• 通过查看日记，了解哪些方面进展顺利，哪些方面不顺利，以及为什么会这样。

• 和您的孩子一起玩。

- 提醒自己要赞美自己做得有多好。
- 提醒自己，作为孩子的向导和教练，您是多么重要。
- 反思孩子的行为，看看他们的行为和您所了解的 ADHD 知识之间有多少能匹配。
- 练习在不同情况下发出指令，以提高孩子的依从性（当要求他时，他愿意做他被告知的事情）。
- 回顾您孩子的游戏进展情况。
- 继续记录艰难时光和美好时光日记。

前两步执行得怎么样？

您觉得您和孩子相处得好一些了吗？您是否记得时常停下来反思他的行为，以及这些行为与 ADHD 的联系？在您为艰难的养育工作做出努力和改变时，您是否赞美过自己和照顾孩子的其他成员？您是否坚持使用日记来回顾美好时光和艰难时光？

记住，我们希望帮助您的孩子尊重您，让他学会做您让他做的事情。**这意味着您同样也要尊重他。**与孩子协商，让他做您想让他做的事是一项您必须学会的技能。

技巧 1：认识游戏的重要性

这一步的重点是游戏。对于 ADHD 儿童来说，游戏尤其重要。不过他们经常错过对发展至关重要的游戏，因为他们总是忙个不停，或者注意力集中的时间太短了。

本书中的游戏理念是经过特别挑选的，它会有助于提高孩子的注意力、专注力和听力技能。您自己可能也尝试过一些和孩子互动很好的游戏。如果您这样做过，请把它们写在您的日记里，将来为孩子选择游戏的时候可以再使用它们。

游戏是一种学会一起寻找乐趣的好方法，也是一种教会您的孩子懂得轮流、学会面对输赢及提高注意力和专注力的好方法。

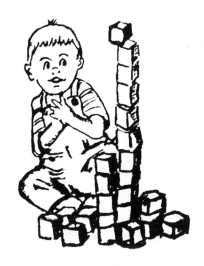

　　ADHD 儿童的注意力不集中，需要不断鼓励才能让他们玩下去。这样做对于提高他们的注意力持久性是很有价值的。他们需要能够快速获得回报的游戏——游戏的时间控制在几分钟内，否则他们将失去兴趣。轮流玩的游戏可以帮助孩子学会等待。下面列举了几种游戏方法，您为什么不试试呢？

　　• 角色扮演的游戏——例如，使用玩具汽车和一个道路垫，以帮助孩子学习道路安全技能。

　　• 使用"乐高"里的人物玩具，教给孩子生活或社交技能，例如，我们如何加入游戏和如何表达情感。

　　• 阅读故事书，看看书中的图片和单个字母，可以为孩子今后的阅读技能打下一些基础，同时也可以帮助孩子集中注意力。这将帮助您的孩子做好上学的准备。研究表明，许多 ADHD 儿童如果没有学习字母的基本外观、形状和简单词语的一般结构，那么他们在上学的初期就可能遇到困难。试着花点时间去看书。可以借助当地的图书馆，那里的工作人员经常会举办"一起阅读"活动和其他形式的活动以鼓励和培养幼儿对书籍的喜爱。

　　• 一起读书时，也可把焦点放在一起编故事上。"你认为接下来会发生什么？这个男孩接下来会发生什么？他现在在想什么？他觉得快乐吗？是什么让他快乐，又是什么使他难过？"

和您的孩子一起玩耍有助于他的成长。游戏培养了他的好奇心，反过来又帮助他学习。当您和您的孩子玩耍时，鼓励他用语言来描述正在发生的事情，这样孩子的语言能力就会提高，表达自己的能力也会有所提高。

ADHD 儿童存在注意力缺陷、冲动和多动这几方面的问题。我们之前提到过，ADHD 儿童大脑也是非常活跃的。因此，这些儿童在短期记忆和思考方面也可能存在困难。您的孩子可能不善于在回应之前先倾听。他可能会打断你们之间的谈话，他对社交语言的使用和对所处状况的理解可能会很差。

和孩子一起玩可以帮助他学会安静地坐着、听故事和谈话，以及轮流的技能，并学会重视别人的观点。

小贴士：关于游戏的基本技巧

• 让您的孩子来开启游戏，例如，让他选择玩哪一种游戏，或读哪一本书。

• 尊重他的想法，不要引导您的孩子。不要告诉孩子该做什么或企图自己接管游戏，不要问太多的问题，这会扰乱他的注意力，因为他必须自己想出一个答案。例如，在整个过程中都不要去问"那是什么颜色？"或者"我们在做什么？"

• 不要贬低漫无目的的玩耍，如果它能吸引您的孩子，那么让孩子知道您尊重他的兴趣，这是非常重要的。

• 如果您的孩子在玩耍方面有困难，您应该指导他，但不要指导他太多，这应该是您陪伴他的时间，而不是让您把您的想法强加给他的时间。

• 孩子在玩耍的时候，由他来制定规则。您要试着接受这一点。

通过游戏的帮助来改善孩子的行为

这看起来好像也太简单了，但是"玩"的确是帮助孩子学习的好方法。作为父母，我们似乎经常找不到时间和孩子一起玩要。通过与孩子玩，我们可以给他们传递一个信息：我们想花时间和他们在一起，并且享受他们的陪伴。当一个成年人和孩子一起玩耍时，孩子常常会显得很高兴。

教您的孩子玩、轮流和谈判，能帮助他学会与朋友和其他家庭成员更好地相处。让孩子使用语言来扩展他的想法，可以帮助您的孩子延长玩耍的时间。孩子叙述他正在做的事情常常有助于长时间地玩耍，并可以增加孩子的乐趣。**玩耍可以帮助孩子们学会表达他们的感受，而不是通过某种不恰当的行为方式发泄出来。**

ADIID 儿童在游戏的时候总是很匆忙，因此无法掌握游戏规则，很难深度参与或投入到游戏之中。玩耍对孩子们来说非常重要，因为它能帮助孩子了解生活的各个方面，包括如何与他人交流，从而提高他们的社交能力，结交到新朋友。

可以采取多种游戏形式，从想象类游戏到教育类游戏都可以选择。重要的是，让孩子有机会从尽可能多的游戏中受益。以下是关于如何鼓励您的孩子去玩耍，从而提高他的注意力的一些建议和技巧。

小贴士：关于玩耍的建议

- 跟随孩子的脚步——让他选择他想玩的游戏。
- 根据孩子的能力发展水平来调整游戏节奏。不要期望太高。
- 不要竞争（您是一个已经掌握了这项技能的成年人，而孩子还没有）。
- 与您的孩子进行角色扮演和"假装"游戏。
- 开怀大笑，尽情玩耍。
- 当孩子进行需要安静的游戏时，用您的关注来奖励他的行为。
- 表扬和鼓励孩子的想法和创造力，不要批评或直接告诉他该玩什么。
- 不要给予太多的帮助。当孩子遇到问题时，多鼓励他自己尝试去解决问题。

- 当您很享受和他一起游戏的时候要及时告诉孩子。

以下是我们从其他家长那里听到的关于游戏的一些问题和想法：

- 为什么要和我的孩子玩？

- 玩什么？

- 我一定要玩吗？

- 我不知道怎么和我的孩子玩。

- 我觉得很无聊。

- 我没有时间，太浪费时间了。

- 我太累了，不能玩了。

对许多父母来说，玩耍被看作是某种重复的、无聊的和出力不讨好的活动。对于 ADHD 儿童来说，和他们做游戏很可能需要付出额外的努力，因为我们知道这些孩子更难集中注意力。他们可能一会玩玩这个，一会儿玩玩那个，因此，有时可能每个人都不满意游戏的过程。

下面我们将为您解释如何通过游戏帮助您和您的孩子。随着时间的推移，玩耍将会变得越来越有趣。

为什么要和您的孩子一起玩？

在游戏中，您会对您的孩子和您自己有更多的了解。游戏会给您的孩子传达一种信息："我非常愿意和你一起玩，你是非常重要的人。"这会让您的孩子觉得自己很特别。然而，如果您在玩的时候没有把注意力集中在孩子的身上，那么孩子很快就会知道您已经"关机"了。

您可能不相信，但实际上游戏对父母也有治疗作用。当您和您的孩子玩了几次之后，您就会开始享受它，您会觉得游戏会让人放松，而不会让人疲惫。

抚养孩子是一项艰苦的工作，尤其是在当今，每个人都对生活质量有着如此高的要求。我们很忙碌，而且常常感到很累。我们会买一些玩具和游戏用具，这样，孩子就可以自己去玩玩具，而不用缠着家长做游戏。虽然家长花了很多钱去买玩具，但是没有任何玩具或游戏用具可以代替父母对于孩子的关注。

我们可能已经忘记了如何玩耍。在我们小的时候，可能就没有遇到一个好的榜样。我们也许很难想出玩的点子（下文的"点子"列表），所以和孩子一起玩游戏就会感觉更困难。通过不断练习和投入时间，您会发现和孩子一起玩游戏是父母所能做的最好的投资之一。通过一起玩耍，您可以很早就表现出您对孩子的重视，这将帮助他们培养良好的自尊心，同时还将教给您的孩子大量关于以下方面的技能：

- 沟通交流。
- 倾听。
- 专注力、注意力与工作记忆。
- 解决问题。
- 协调。
- 模仿。
- 创造力。
- 听从指令。
- 游戏技巧（与他人）。
- 探索（识别气味；质地，如硬或软；或左右方向）。
- 亲密关系（改善您与孩子的特殊关系）。
- 社交技巧（听、说、沟通、表达意图、协商、轮流、分享、合作、友谊和如何解决冲突）。
- 对自我、他人、自然、动物、音乐、节奏的意识。
- 观察力。
- 思考技巧。
- 独立。
- 快乐！

玩耍确实能帮助 ADHD 儿童。如果您还没有开始这样做，那么现在和您的孩子一起玩吧，这将会是非常有益的。

坐在一起看电视可能是一段愉快的时光。然而，这样做不会让您和您的孩子之间产生太多的互动。在孩子的社会化和自我发展方面，看电视是一种消极的体验，孩子受益有限。您可以和您的孩子讨论电视节目，问他发生了什么，接下来会发生什么，那个小男孩是不是被吓到了等，让看电视变成一种更具互动性的体验。

当您开始和孩子玩的时候，您可能会花很长时间思考什么样的玩具才是最好的。请记住，**我们可以从小的、简单的玩具开始。**最好挑选您家里已经有的东西。没有必要花费很多钱出去买，您的关注远比任何昂贵的玩具都更有价值。切记，不要一开始就选择一个复杂的游戏、玩具或想法，这样可能注定要面对失败的结局。如果游戏过于复杂，需要很长时间才能进入其中，那么孩子的注意力可能在您准备好之前就已经耗尽了，您会因失败而感到气馁，不想再去尝试。

以绘画为例，任何绘画游戏都应该用最快的绘画工具来完成，只需要颜料、刷子、水、纸、桌子上的一些保护用纸和孩子的围裙。不要试图购买那种需要混合并需要时间准备的色彩独特的颜料。当您的孩子开始从绘画中获得乐趣，并且可以画更长时间的时候，再去考虑它。

试着鼓励您的孩子集中注意力，和他谈论他正在做的事情，使玩耍变得有趣，从而扩展游戏内容和时长。当您的孩子学会集中注意力，能够更多地参与游戏时，他就会从玩耍中获得更多的乐趣。他会逐渐意识到坐下来玩是很有趣的，他想要做得更多。对这个游戏作出积极的评价非常重要，不要暗示他做得不够好。不要说"但那看起来不像一匹马"，这会让孩子变得消极。可以说"你画了一匹棕色的马"，这样会更好一些。您甚至还可以这样说："记得我们上周在路上散步时看到了马，你给它们起了名字。"这就扩大了谈话的范围，向孩子暗示，画马是很有趣的，也表明了您对他所做的事情很感兴趣。您利用之前发生的一些情况，反过来把他的画和你们一起做的事情联系起来，这可以帮助他更好地记忆。

有些孩子不喜欢自己玩。您可以给孩子示范，如何从游戏中有所收获，比如建立或制定游戏规则，对他所做的事情感兴趣，赞扬他和鼓励他。这将提高他玩游戏的积极性，并让他保持兴趣。

"游戏点子"

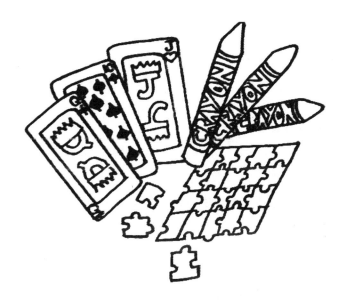

- 绘画。
- 用铅笔或蜡笔画画。
- 剪纸（需要随时进行安全性监督）。
- 彩绘。
- 乐高。
- 搭积木。
- 汽车。
- 玩偶。
- 书。
- 使用胶水制作东西。
- 什么最流行（例如，*Ben 10, Thomas the Tank Engine, Charlie and Lola*[*]）？

---

[*]译者注：几种在欧美比较流行的动画片。

- 有什么爱好吗（如足球、板球）？
- 烹饪：从简单的开始（记得最好是您有精力去做的时候再考虑，因为做饭之后必须得打扫厨房）。
- 音乐、歌唱和节奏。
- 诗歌朗诵。
- 游戏（如棋盘游戏）。
- 什么是应景的？制作圣诞卡、装饰品、生日贺卡、情人节卡片、复活节卡片。
- 在沙坑里玩。
- 游泳。
- 装扮游戏。
- 角色扮演游戏（在商场购物、在学校上课、打扫卫生、做饭、医生和护士看病等）。
- 园艺（如除草、看护花朵、浇水、种花等）。

添加您的其他想法 ....
....
....
....
....

想出游戏点子确实有一定难度。图书馆里有很多关于游戏的书。学校工作人员可能也会给您提供一些好的想法，因为他们长期和孩子们在一起，所以他们能提醒您哪些事情孩子会感兴趣。例如：在不同的节日和假期，您可以做装饰品和卡片；在万圣节您可以做可怕的面具。

您也可以问问其他家庭成员，他们是否有关于游戏的好建议。在您的手边最好准备好一个"游戏点子"清单，这将对您很有用，特别是当您感到疲倦，想不出一个游戏点子的时候。当您看到或想到一些有用的东西时，您可以把您的点子添加到您的清单中。

技巧 2：专注力训练游戏

所有的游戏对儿童的发展都是有益的，但是 ADHD 儿童可能会在游戏方面存在特定的困难，因此下面的游戏是基于对儿童注意力和专注力影响的研究而制定出来的。我们发现，如果孩子和父母每天一起练习 10 分钟，他们保持专注的能力往往都会得到提高。

我们之所以研究和推荐这些游戏，是因为它们可以很快卜手，玩起来容易，而且价格便宜。例如，买一副扑克牌并不贵，您可以把扑克牌放在您的口袋里，无论在家里，还是外出时玩都可以。

有些游戏可以帮助您的孩子改善**视觉记忆**（"捉对儿""配对儿"和"百宝袋"），还有一些游戏可以帮助孩子提高**听觉记忆能力**，例如，"王牌间谍"、"西蒙说"（老师说）、"我去了超市"或者"我去了动物园"等。它们还能帮助孩子集中注意力和提高倾听技能。

比如，在"捉对儿"或"配对儿"游戏中，先评估一下您的孩子，以决定您使用多少卡片比较合适。当他掌握了这些游戏的窍门时，可增加卡片的使用数量。游戏还可以教会孩子轮流，这很有趣，因为这会让每个人都能获得赢的机会。如果孩子输了，游戏立刻结束。你们可以再玩新的一局。告诉他，下次他可能就会赢。**当游戏开始时，请记住要不断地说话，以鼓励您的孩子保持兴趣。开始游戏前确认大家都同意游戏规则（这也包括和其他成年人一起玩的时候）。**

"捉对儿"游戏

您从第 2 周就已经开始玩这个游戏了（第二步）。

详见第 64 页的游戏说明。

这个游戏可以帮助您的孩子集中注意力，学会轮流规则，训练他的视觉记忆和应对失败的能力。这个游戏的美妙之处在于它是一个上手快、结束也快的游戏。孩子知道新游戏很快就会开始，因此能够维持参与游戏的兴趣。

"配对儿"游戏

这个游戏有助于训练注意力、倾听能力、轮流意识和等待能力。这个游戏建立在"捉对儿"游戏技巧的基础上，它主要拓展了孩子记忆图片的能力。

拿一些成对的卡片（比如从五对牌开始），最好是带图案的。把纸牌正面朝下放在地板或桌子上，然后把它们打乱散开。目的是找到匹配的一对。依照次序，每个人每次先翻开第一张牌，然后再翻开第二张牌。当您找到相同的一对牌时，将它们从地板上拿走。如果翻开的两张牌不一样，请将牌继续翻转倒扣在同一位置，这样做的目的是让孩子记住牌在地板上的位置。配对最多的那个人获胜。鼓励您的孩子记住卡片在地板上的位置。当孩子能够等待并专注于游戏的时候，记住要表扬他。当他找到一对牌时也要夸奖他。**记住，这个游戏是给您的孩子获胜的机会，而不是让您获胜；这个游戏不是您和孩子的竞争。**

游戏的范围可以进一步扩展，当您外出或四处走动时，您可以找到机会来匹配一对或一组物体，例如，相同颜色、相同质地、相同大小的汽车等（抓住教育的时机）。

"Kim"的游戏（百宝袋）

把两个物品放在托盘上或盒子里。让孩子看一看，然后把物品盖起来。让您的孩子说出那里有什么。随着孩子慢慢熟练，可以逐渐增加物品的数量。

这个游戏简单却有效，对孩子的倾听技巧、视觉和听觉记忆都有帮助。

"我去了超市"游戏

这个游戏采用轮流的方式，由你们中的一个人先开始说："我去了超市，买了一块面包。"下一个人必须重复同样的一句话，同时说出自己新添加的另一件东西，然后轮到下一个人，以此类推。通过记住之前所有人的购买物品清单及自己添加的新东西，帮助孩子建立听觉和词语记忆，并帮助孩子提高听力技能。您可以通过购买有趣的东西来使游戏过程变得有趣。

您可以把游戏改成"我去了动物园……，我看到了一头大象，然后是一只长颈鹿"，或者"我去了公园，我看到了秋千"等等。

像这样的游戏可以在等公共汽车、坐火车或在奶奶家玩的时候进行（抓住教育的时机）。

"我是间谍"游戏

这是一个很有用的游戏，它可以让孩子们在车里、公共汽车上，或者在行走中感到疲倦时保持安静。这个游戏能帮助他们环顾四周并激发他们的兴趣。如果要让这个游戏变得简单易行，首先要让您的孩子明白规则。

家长可以说："我要用我的小眼睛来探寻一下，找一些发音以字母 D 开头的东西，或一些红色的东西，或者可以用来写字的东西。"

游戏规则的难度要与孩子的发育水平相符。您说完规则后，就轮到孩子去做了。

"西蒙说（老师说）"游戏

这是一个能让孩子学会等待和倾听的很好的游戏。当您说"老师说，走两步"时，孩子可以走路；如果您只说"走两步"，而没有在句子最开头加上"老师说"三个字时，孩子就不能行动。您也可以说"老师说，做个鬼脸"或任何让游戏变得更有趣的指令。这个游戏将改善您孩子的听觉记忆，以及他的听力和参与能力。

记住，当您在玩这个游戏时，要有时间限制。因为这样大家就可以知道玩多长时间，也就能集中注意力，不去想其他任务。

设定时间很重要，因为游戏有开始和结束，你们才会坚持这样做。对于您的孩子来说，频繁地玩游戏，每次时间短一点，要比长时间只玩一项游戏更适合，因为长时间的游戏往往是以哭闹终结。在这个游戏中，您可以使用计时器。

回顾孩子玩游戏的进展情况

一旦您和孩子玩了几次这些游戏，您就应该开始使用游戏回顾表来评估他的进展情况，并确保您能适当地扩展他的学习范围。

下面我们给出的游戏日记示例分为两部分。第一部分的表格是为了那些需要即时注意力和持续注意力的游戏而制定的，比如我们之前推荐的"捉对儿""配对儿"和"我去了超市"游戏。使用下面的表格可以帮助您观察孩子的能力，并检查他的进步情况。

在接下来的一周，请评估您孩子的能力并注意以下几点。

当您填写了这些游戏回顾表后，您可以在您的记事本里制作属于你们自己的表格。下面的回顾表是您和孩子选择的游戏，例

注意力训练小游戏回顾表

日期	你们在玩什么？	您认为孩子能应付的纸牌数量	孩子是否能应对该难度？	他需要帮助吗？

如素描画、水彩画等（第 79 页的"游戏点子"）。

游戏活动回顾表

日期	游戏类型：如绘画	他玩了多久？	哪些环节存在困难？	哪些方面进展顺利？

高质量时间

　　游戏是高质量时间的一种形式。试着在您和孩子之间创造更多的高质量时间（如讲故事、做游戏等）。

　　高质量时间到底是什么？很多人认为高质量的时间必须是特别充实忙碌的时间。其实并不是这样的。陪伴孩子的高质量时间可以是您和孩子一起做想做的事情的任何时间。可以是一起闲逛，一起看书，一起玩游戏；可以是一起聊天，倾听或者一起安静地待一会儿；抑或是一起分享，一起喝茶，一起出去散步；等等。

　　孩子们需要知道他们是被爱和被需要的，并且您已经准备好和他们一起度过并且享受这些时光。不要让不良行为成为孩子得到您关注的唯一途径。

技巧 3：鼓励倾听的技巧

　　怎样才能让孩子做您让他做的事？

　　我们已经讨论了怎样帮助孩子听您的意见，这样他就能听到您想让他做什么，也强调过让孩子知道您对他的良好行为感到满意是多么重要的一件事。

　　您和孩子说话的方式及您要求他做某件事时的谈话方式都非常重要。尽可能多地练习这些基本的倾听技巧。

技巧 4："我们""我"和声音语气

　　您声音中包含的热情是非常重要的，尤其是当您提出两个选择时，因为您可以用它来突出您真正希望孩子做出的选择。您对孩子说话的方式，应该就像您希望别人对您说话的方式一样。比如说，您的朋友会怎么称呼您？不过，说话的内容要符合孩子的理解能力。

用正确的社交方式说话。您要明白，如果您在适当的情况下说"请"和"谢谢"，孩子就会以您的行动为榜样（您的翻版）。请您时刻提醒自己，尊重是后天培养的，孩子不是天生就知道如何表达尊重。

在执行家庭规则的时候，可以使用"我们"这个词。例如，"我们可以在这所房子里走动""我们对人和动物都很友好""我们坐在沙发上，我们不会跳到沙发上""我们安静地关上门"。

尽量尝试使用积极的家庭规则，而不是消极的规则，例如"我们轻轻地关上门"，而不是"不要砰的一声把门关上"。

将家庭规则画出来或写下来，贴在墙上。这可以帮助您和孩子记住约定的规则，当其他孩子来访时也可以使用这些规则。这些规则应该适用于您家里的所有孩子。

当您遇到一个孩子在行为方面有特别严重的问题时，试着在家庭规则中制定一个解决这个问题的方案。确保这个解决方案是可以实现的，而不是不切实际的。当您外出拜访时，您需要说的就是"我们知道我们家庭的规则"。

综上所述，通过使用"我们"这个词语，我们可以：

• 保护孩子的自尊心。

• 减轻孩子的压力，减少孩子拒绝遵守可接受的规则的可能性。

例如，"我们在这里不能做……""等你平静下来的时候，我们可以再谈谈"。

技巧 5：讨论情绪问题，提高孩子使用语言的能力

孩子常常很难解释他为什么生气。帮助孩子学会用语言表达情感是很重要的，尤其是 ADHD 儿童，他们在学习表达自己和自我调节方面经常遇到问题。

例如，有时孩子被要求做某事时会变得很生气，因为他们通常不知道该怎么做。他们不但不能解释这一点，还会大喊大叫或

发脾气。父母可以帮助孩子学会在他们不知道该做什么时或感到沮丧时，通过交谈来分享自己的感受。应该鼓励孩子分享，而不是行为层面上的"爆发"。

使用"我"这样的表达。例如，"当你做……时，我感到高兴""当你做……时，我感到难过"。使用丰富和明确的信息表达，如果可能的话，避免使用"好"和"坏"这样的字眼，因为您的孩子不会明白什么行为是好，什么行为是坏。用简单的话解释可接受的行为和不可接受的行为。这一点特别重要，因为这样可以向儿童传递情感的概念。我们希望，随着时间的推移，帮助您的孩子更好地表达他的情感。

技巧 6：重新审视"选择"

记住去使用那些避免孩子回答"不"的选择。这对父母来说是需要练习的，如果您真的能够不断练习，就会形成自动化的提问方式。例如，"你想现在玩扑克牌还是午饭后再玩？"尽可能把"不"改为"是"。"是的，在喝完茶之后，你可以做……""是的，等我们……之后，我们就去公园。"如果您已经在使用上述方法，那就继续进行吧。

第三步任务

花点时间回顾一下前面步骤中的技巧和任务。它们都进展得如何？您是否在用日记来回顾那些艰难时光和美好时光？

记得留出时间和您的孩子玩，每天 10 分钟就可以。您可以用计时器来表示游戏的开始和结束。由于 ADHD 的特点，孩子需要一致的教养方式，您和您的伴侣是这样去实施的吗？当您可以处理好某一情况时，记得要称赞自己。如果您对在家里使用的某一项技巧感到自信，那么就在其他情况下也试一试吧。

记得要继续使用日记。

您自己的童年记忆

　　我们知道，管教一个具有困难型性格特征的孩子是一项极其艰苦的工作。这个经历可能会让您想起自己小时候的事情和一些难忘的瞬间。您的父母过去是如何管教您的，以及您又是如何记住这件事的，这些都可能会给您带来不愉快或者令您不安的回忆。

　　如果发生这种情况，您可能想和别人讨论这件事。如果您询问您的健康随访员或医生，他们可能会给您建议，告诉您该去联系谁。如果您觉得这方面很麻烦，不要试图在没有帮助的情况下继续回忆。

　　建立自信，进而帮助您的孩子设定界限，这是至关重要的。很多养育 ADHD 儿童的家长会缺乏自信。当其他人不断地评论说，您孩子的不良行为都是您的错时，您可能已经失去了信心。试着选择一个您信任的人来帮助您。比如您的伴侣、朋友、父母或健康专家。

总结与回顾

第三步目标

　　这一步的目标是帮助您的孩子通过玩游戏，学习如何提高专注力和注意力。

第三步技巧总结

　　您在这一步中学到的技巧如下：

1. 意识到和孩子玩耍的重要性。
2. 运用注意力训练游戏。
3. 鼓励倾听技巧。
4. 使用"我们"和"我"。

5. 讨论情绪，扩展孩子对语言的使用能力。

6. 练习让孩子选择。

第 3 步任务回顾

您要完成的任务包括：

• 回顾以前步骤中的技巧。

• 检查前面步骤中的任务。

• 通过日记来看看哪些进展顺利、哪些不顺利，以及这可能是什么原因引起的。

• 和您的孩子玩。

• 自己做得很好时要记得称赞自己。

• 提醒自己作为孩子的向导和教练，您是多么重要。

• 反思您孩子的行为是如何与您所知的 ADHD 相契合。

• 在更多的情境下练习这些技巧，进而提高孩子的依从性（他愿意去做您要他做的事）。

• 继续通过记日记的方式记录艰难时光和美好时光。

您现在已经完成了六步法的前三个步骤——做得很好！每一步都包含很多内容。当您走过每一步的时候，您应该收获了不少信心。记住，孩子们会对身为父母的您做出的任何改变提出质疑。但请继续坚持！最终这些方法对您一定是有帮助的。

美好时光日记

日期 ···

时间 ···

孩子有什么好的表现? ··

···

···

您做了什么来回应他? ··

···

···

您的回应对孩子有积极的作用吗? ·······························

···

···

···

您现在感觉如何? ···

···

···

艰难时光日记

日期 ....

时间 ....

导火索 ....

发生了什么？ ....
....
....

您做了什么？ ....
....

有没有让事态缓和？ ....
....
....

您现在感觉如何？ ....
....

您还有其他办法吗？ ....
....

第8章

第四步：改善孩子的沟通

第四步技巧概览

在这一步中，您将学会以下技巧：

1. 通过游戏拓展孩子的语言能力。
2. 声音的练习（如音量和音调）。
3. 设定明确的目标和期望。
4. 发脾气时如何处理情绪和使用分散注意力的技巧。
5. 预测困难。
6. "安静时间"的概念。
7. 计时隔离。
8. 引导您的孩子进入任务和改变任务（第二步）。
9. 学会等待。
10. 谈论和表达感情。

第四步任务概览

在该方案的第四步中，您将执行的任务是：

- 回顾从第一步到第三步中您取得的进展和遇到的困难。

- 记住您作为向导和教练的角色。
- 牢记您作为孩子积极的榜样是多么重要。
- 寻找游戏的机会（高质量的时间）。
- 找到更多教育的时机。

技巧 1：通过游戏扩展孩子的语言

试着每天抽出时间去玩我们在第三步中建议的游戏，并以其他方式享受你们在一起的时间，比如阅读故事、画画、散步，无论您和您的孩子决定要去做什么，这样做对你们两个人来说都是有好处的。记住，如果您在玩耍的时候和您的孩子交谈，并且表扬和鼓励他，您会帮助他建立良好的自我感觉。您可以使用描述性的评论和解释来扩展游戏的范围，鼓励他继续把游戏进行下去，进而从中有所收获。

例如，当您的孩子洗澡的时候，你可能在玩玩具鸭，您可以说："你还记得我们喂鸭子的时候吗？"或者说："我们和奶奶在一起的时候见过鸭子。"不论上述哪种表述都是合适的。通过使用这样的语言描述，您可以让孩子有兴趣继续玩下去，因为这个游戏有了更多的意义。

技巧 2：语调的练习

在上一步中，我们讨论了使用"我"开头的表达句。您使用的语调也能让您的孩子理解您的意思。坚定的语气能突出您所说的意思。赞美和积极的语调会给您的孩子留下一个印象，那就是您为他和他的行为感到骄傲。

我们已经讨论过使用"我"和"我们"这两个词开头的句式内容，但您怎么去说这些话也是非常重要的。孩子常常从您的语调中得到比您所说内容更多的信息。下面是一些关于语调的更多说明。

- 在困难的情况下，您的声音应该尽可能地保持平静。

● 当您说一些积极的话时，记得微笑，也记得一定要让您的眼睛带着微笑。孩子们会看着您的眼睛，如果您眼睛里的表情和您脸上的表情不匹配，您的孩子可能不知道您和他在一起是否真的很开心。

● 您的孩子会看着您和您的表情——您可以在镜子里自己检查一下。当您高兴、悲伤或生气时，您会是什么样子？当您的孩子高兴、伤心或生气时，他的表情和您的很相像吗？您想让他这样感受和表现出来吗？

● 试着以积极的态度结束这一天。花时间提醒您的孩子他那天所做的好事。如果可以的话，让他也告诉您他所做的好事。这有助于他强化好的行为并鼓励自己做出更多的好行为。

技巧 3：设定明确的目标和期望

对规则和预期行为采取积极、有针对性的方法，这将会给您的孩子一个明确的信息，即您希望他做您要求他做的事情。为他制定规则和任务是非常重要的，这样他将能够做到这一点。试着找出他能做什么，并设定现实的目标。记住，这个事情在最后对于您和孩子而言会有一个"双赢"的结果。

如果您观察到您的孩子可以坐下来玩 5 分钟，那就表扬他这样的行为。下次期望他坐 6 分钟，然后继续表扬他。如果您知道您的孩子在没有提示的情况下自己穿上他的裤子和背心，那就表扬他吧，并告诉他您希望他在您回来之前也穿上他的衬衫，然后再表扬他做到了。如果您的孩子在等待轮到他说话时，能等待半分钟，那就赞美他吧，下一次，希望他可以等待整整 1 分钟。**我们通过这种方式，帮助您鼓励您的孩子掌握技能和自己解决问题的能力。**

技巧 4：孩子发脾气时，分散其注意力的方法

如果可能的话，在孩子发脾气之前就进行干预。找出是什么

原因导致孩子脾气暴躁。当您看到这种情况发生时，迅速地分散孩子的注意力，把注意力转移到其他事情上。例如，您的孩子可能因为他的弟弟拿走了他的玩具而恼火，所以您要在他发脾气之前就去介入。在您的脑海中列出一个可以用来分散注意力的策略（练习或者写下它们）。

适当地使用不同的语气。当您要分散孩子注意力时，可以让您的语调变得令人振奋，让您的话语充满热情。把您建议去做的事情变得很有趣，让孩子很难说"不"。

例如，"我知道……拿走了你的玩具，这是不公平的"。

"……但是我们可以来玩这辆车呀！"

或"……这里还有乐高"。

或"……我会确保你们俩都有足够的蜡笔玩"。

或"哇！快看……那是一只鸟吗？我想知道它是什么颜色的。你能去看看它然后告诉我吗（帮助分散他的注意力）？"

或"你可以画漂亮的画，要我帮你开始吗？"

技巧 5：预测困难

预测困难什么时候会出现并不容易，但是理解您的孩子如何看待世界，可以帮助您预测他可能遇到困难的情况。有时使用日记可以帮助您识别"导火索"。许多父母注意到，当孩子感到疲倦或饥饿时，他们的行为往往更糟糕。在这种情况下，降低您对孩子的期望可能会更好一些，可以忽略一些轻微的不当行为。

如果您知道您的孩子在生气之前或想"借"他哥哥或弟弟的玩具玩之前，通常可以玩 5 分钟，那么在一旁观察，并因为他可以好好玩那么长时间而鼓励他。如果您看到他想要他哥哥或弟弟的玩具，那就和他讨论该如何协商，或者用语言来帮助他更长时间地玩他已经在玩的玩具，例如，通过描述他正在做什么或者接下来会发生什么。

如果您的孩子要发脾气了，就用您想到的分散注意力的方法。留意哪一种方法看上去对您的孩子更有效。

如果您的孩子在和别人玩的时候会出现问题，您应该尽量和他待在同一个房间里，这样您就可以及早干预。通过这样做，您将逐渐向您的孩子传授沟通技巧，这样他慢慢就会学会控制他的脾气。当孩子掌握了这项技能，他将更善于与他的朋友们一起玩。当您对您的孩子变得更加和蔼可亲时，您就会开始意识到他什么时候会发脾气，并且您将逐渐能够用"安静时间"法来处理这些情况。

技巧 6："安静时间"法

"安静时间"法是一种帮助孩子学会自我调节行为的技巧。这意味着，随着时间的推移，当您的孩子在陷入麻烦或困难时，他会学会给自己时间让自己冷静下来。

首先，我们希望您使用日记来找出引起困难的原因。例如，您的孩子可以与朋友一起玩 15 分钟而没有任何困难。但如果您离开他更久，他们就开始争吵。如果您看到您的孩子已经开始有焦虑紧张的迹象，那就在 12 分钟左右让他到安静时间垫上来。这块垫子上可以放一些安静的玩具。告诉他，等他平静下来就可以回

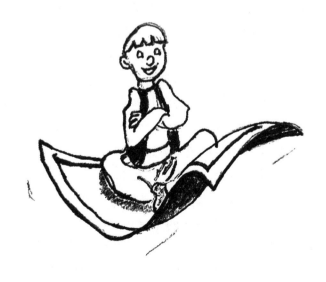

去和他的朋友一起玩。您应该待在他的垫子旁边——**这样做并不是惩罚**。这个安静的地方应该被看作是一个"积极"的区域，让你们有时间冷静下来，防止局势失控升级。

您和您的孩子应该讨论你们什么时候会使用"安静时间"法。例如，如果您发现您的孩子快要发脾气了，或者游戏明显开始变得太吵，如果不及时停止，就会引起争斗，那就用这个方法吧。如果您的孩子在玩游戏时，一开始认为这是"不公平的"，并且不发脾气就不能继续玩游戏，那么"安静时间"的方法是很不错的。**记住，在孩子开始意识到自己需要一段安静的时间之前，帮助他达到这样的一个意识层面是很重要的。**

如何利用"安静时间"法或说服孩子冷静下来

如果您看到您的孩子快要发脾气了，就跟他一起去一个您之前曾经谈到的地方，比如一个台阶、一个安静的地方，或者一个垫子。垫子的好处是它可以随意移动，而且也可以用在其他用途中。说服孩子冷静下来——要在事情发生之前就让他冷静下来。如果可以的话，这会教会您的孩子进行交谈。有时您可以向孩子描述自己记忆中最喜欢的电影场景，鼓励孩子想象他正身处一个神奇的地方。这样，他可以"看到"一个快乐、宁静的画面，从而使自己平静下来。您也可以使用您之前用过的技巧，比如深呼吸，或从一数到十。您的孩子可以带着两个玩具在身边——安静地玩会儿玩具也可以帮助他平静下来。做这些的目的是让您的孩子慢慢变得平静，并逐渐开始意识到自己被激怒时的一些迹象。当他冷静下来时，您可以和他谈谈他原本可以做哪些事情，例如，分享玩具或协商分享。

垫子（可以是一小块地毯，例如，地毯商店里的正方形地毯，甚至是一块正方形的材料）是很有用的，因为它可以被带到奶奶家，或者用在幼儿游戏班和学校里。在使用"安静时间"法或给孩子劝说之前需要先介绍一下垫子的用途，这样孩子就能明白您期望他做什么，以及为什么这个方法不应该被看作一种惩罚。**它其实就像一块魔毯，专门用在"安静时间"这个特殊时段。**

　　当父母认为事态可能变得紧张，需要离开孩子的时候，父母也可以用"安静时间"法为自己腾出空间（要确保您的孩子是安全的，或者另一个成年人可以照顾他）。"安静时间"法是一个对父母和孩子都适用的好方法。您可以说："你还记得妈妈生气的时候，出去坐在台阶上冷静下来吗？"您可以通过以身作则影响您的孩子。这也有助于当您和他一起时，您可以给他说明您什么时候需要自己的"安静时间"，那么他就会明白什么时候您可能需要空间。

　　对于一个大一点的孩子，您可以说："我们需要一段安静的时间。你坐在那里，我坐在这里。当我们都平静下来，我们可以拥抱一下，然后再谈谈发生了什么。"如果您觉得您对孩子真的很生气，那么你们两个最好在不同的房间里冷静下来。

　　您可以用家庭规则向您的孩子展示大家对他的期望，并提前制定好结果，这样父母和孩子都知道该期待什么和会发生什么。如果您的孩子做了违反家庭规则的事情，例如，他打了他的兄弟姐妹，那么您可能需要使用计时隔离法。我们在下文中将解释计时隔离法和"安静时间"法如何使用，以及它们的不同之处。

技巧 7：计时隔离法

　　计时隔离法是一种比"安静时间"法更极端的措施，只有当转移注意力、"安静时间"法、向孩子提供选择和其他策略不起作用，孩子的行为不可接受的时候，才应该把它作为最后的手段。应该尽可能少地使用它，因为这种方法的目的是帮助孩子学会控制自己的行为。然而，对于完全不可接受的行为（如殴打他人），如果提前设定了明确的使用规则，就可以使用计时隔离法。您和您的孩子应该事先确定好什么时候要计时隔离，例如，打另一个孩子或父母时，扔东西时，或当他的行为变得具有破坏性时。这些内容可以写在家庭规则中作为一个提醒，同时也要包含一些更积极的规则，比如对良好行为如何奖励。

如何使用计时隔离法

如果您孩子的行为需要使用计时隔离，您首先要警告孩子。告诉他，如果这种行为不立即停止，他将不得不接受计时隔离的惩罚，您可以数"一、二、三"，如果这对您的孩子有用。如果决定使用计时隔离法，那只能数三声。

当您的孩子做了一些不可接受的事情时，就可以使用计时隔离法。如果孩子愿意接受，可以将小板凳或者一把椅子放在他的房间（有些孩子认为被送回他们的房间是一种惩罚，因此大呼小叫，以至于这种方法无效）。当孩子自己不进去的时候，如果有必要，您可以带他进去。确保您的孩子知道什么情况下会使用计时隔离法，以及会在什么地方使用。

计时隔离的时长应该符合您孩子的年龄，1 岁需要 1 分钟，最长为 10 分钟。当您的孩子结束计时隔离后，带他回来并和他待在一起。如果他不能独自接受隔离，您在他身边时，应尽量减少身体接触和讨论，直到隔离时间结束。如果您的孩子性格敏感（第1 部分第 2 章，第 18 页），单独待着对他来说是非常困难的。他可能需要身边成年人的安慰。然而，重要的是，在此期间要尽量减少讨论和互动。

如果其他的策略都没有奏效，计时隔离应该作为最后的手段。 如果这种情况经常发生，那么您应该和您的孩子一起回顾您的家庭规则，因为通过反思为什么出问题，您可能会减少计时隔离的使用。父母在每一天开始时强调家庭规则和界限，某些孩子的反应会更好。这传递了一个信息，即家中是父母来掌控局面，并且可以管理好孩子的行为。如果孩子对您频繁地重复和说明界限比较抵触，那么在一天开始的时候，您需要坚定地表达对家庭规则的态度，从而减少使用计时隔离的次数。

有时候，当其他方法都不奏效时，您确实需要把您的孩子从困境中"拉"出来。有时候你们两个需要分开一段时间才能平静下来。如果您认为您需要分开一段时间，可以请您的伴侣或朋友帮忙。记住，冷静下来是需要时间的。

小贴士：处理发脾气的技巧

当父母发火失去理智时，这里有一些方法可供参考。

• 如果可能，尽量保持冷静，忽略您的孩子的极端行为（记得使用"有机玻璃屏障"，第 62 页）。

• 不要讨论这件事，如果孩子在脾气爆发的时候，他不会听，也不可能听进去。

• 给他点时间冷静下来。

• 给自己时间冷静下来，成年人的大脑需要 20 分钟的时间才能平静下来。

• 在以后的时间里，讨论一下您的孩子本可以做些什么不同的事情。

技巧 8：引导孩子进入任务和改变任务

在第二步中，我们讨论了如何在任务或情况的变化中使用倒计时的方法。例如，不要只是告诉您的孩子该离开学校了，要提醒您的孩子您必须在几分钟后离开（记得在还剩 5 分钟时提示他，必要时在剩下 4 分钟的时候再提醒他一次）。然后在只剩 1 分钟时提醒他必须停止玩耍，去拿他的外套和鞋子。这给了孩子一个准备和接受改变的机会，记住，**ADHD 儿童可能不喜欢改变**。

坚持练习这个技巧，当您的孩子变得更善于为日常的任务做出适当调整时，您可以逐渐减少提示。这个方法特别适用于新的情况，或者当您的孩子累了，又或者您有一系列的任务需要完成的时候，比如在一个忙碌的早晨，您要在不止一个地方购物，或者去拜访朋友。提醒您的孩子做您想让他做的事情，或者让他停止正在做的事情是很重要的。

技巧 9：学会等待

帮助您的孩子学会等待是很重要的，因为日常生活的许多方面都需要等待，而对许多 ADHD 儿童来说做到这一点很困难，您可以从帮助您的孩子学会等待午餐或饼干，或等待您做完某件事开始练习。逐渐增加他等待事情的时间，我们称之为"延迟消退"，正如我们在第二步中看到的。您可以使用计时器来做这件事。

对于 ADHD 儿童来说，培养他们等待的能力很重要，并且要意识到他们的能力各不相同，所以问问您的孩子："你认为你今天能等多久？"然后由他自己为他等待的时间设定目标。如果您认为他可能没有办法等待那么长时间，您就需要修改这些目标。这是您对您的孩子进行能力范围界定的一部分（第二步），因为他的成功体验是很重要的，他会因为能够等待而受到表扬。

帮助孩子学会等待，可以提高他在玩游戏时轮流等候的能力和等待指令的能力，从而帮助孩子改善他与同龄人和成年人的关系。这样也可以教会一些 ADHD 儿童控制他们的冲动行为，让他们学会等待，而不是跑开或与人交谈时不断插话。

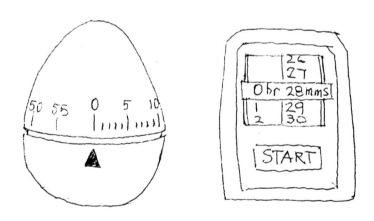

技巧 10：交流感受，表达感情

当您的孩子和您说话时，您要仔细倾听。

鼓励您的孩子告诉您他的感受。关注他的感觉，当他看起来高兴或悲伤的时候和他交流。能够交流情感对孩子是有帮助的，并且可以阻止他用不适当的行为表达自己的感受。

如果您能解释您的感受和原因，通常会对孩子有帮助——不一定是详细的，但是应该让他充分理解您的观点。如果父母心情不好，孩子们常常会责怪自己——他们会认为一定是他们做了什么事情才导致这种情况发生，而这可能是因为您刚刚收到了一份您意料之外的账单。向您的孩子解释能帮助他知道您什么时候心烦，以及为什么心烦。**记住，当您快乐的时候也要这样做。**

坚持记日记，并记录在执行上述技巧时遇到的所有困难。请记住，愉快的事情也要记录下来！

> 小贴士：关于情感的重要性

- 帮助您的孩子讨论他的感受，而不是用不恰当的行为表现出来。
- 问问他是伤心、快乐还是愤怒。如果您弄错了，他会告诉您的。
- 如果您的孩子学会告诉您他的感受，他就不太会用不适当的行为将他的脾气表现出来。
- 接纳您孩子的感受会让他感觉被倾听，不要试图忽视他的感受。即使您认为这些感受是不准确的，对孩子来说，这也是真实的，您可以帮助孩子在另一段时间看到事情积极的一面。
- 您可以给您的孩子一些建议，让他控制自己的情绪，比如生气的时候打枕头，或者画那些让他伤心的东西。
- 和他分享您的感受，一起寻找处理情绪的方法。

第四步任务

回顾从第一步到第三步中您取得的进步和遇到的困难，注意那些您觉得容易和困难的技巧和任务。

记住，您是孩子的向导和教练，您很重要，您是孩子的好榜样。

继续找机会和您的孩子一起玩——无论是注意力训练游戏，还是由孩子自己选择的自由游戏——都是很重要的。

试着在不同的情况下运用这种技巧来获得信心：练习、再练习，直到您感到自信为止。

总结与回顾

第四步目标

第四步的目标是让您帮助孩子改善他们的沟通技巧，使他能够表达自己的感受，并学会更好地管理他的行为。

第四步技巧总结

在这个步骤中，您练习了以下技能：

1. 在游戏中提高您孩子的语言能力。
2. 练习您的语调（如音量和声调）。
3. 制定明确的目标和期望。
4. 学习处理发脾气和转移注意力的技巧。
5. 预测困难情况。
6. 使用"安静时间"法。
7. 使用计时隔离法。
8. 教您引导您的孩子进入任务和改变任务。
9. 帮助您的孩子学会等待。
10. 交流感受表达感情。

第四步任务回顾

在这个步骤中，您执行了以下任务：

• 您回顾了第一步到第三步中的进展和困难。
• 您记得您作为向导和教练的角色。
• 您回忆起您对您的孩子是多么重要的一个积极的榜样。
• 您找到了做游戏的机会（高质量的时间）。

• 您发现了更多教育的时机，就像之前在该方案其他步骤中发现的一样。

第四步对父母来说是最具挑战性的步骤之一。管理您孩子的困难行为，让他最终学会控制自己是很难的。一定要坚持不懈。帮助您的孩子学会调节自己的反应是 ADHD 儿童的一项极其重要的技能。如果这一技能在童年的早期就建立起来，那么在孩子青春期的时候就会有极大的帮助，因为随着大脑和身体的变化，青少年时期的孩子与父母的交流会减少。在他成长为一个青少年之前，确保您和您的孩子之间的沟通是积极有效的，这样可以帮助你们尽早学会协商，并能防止将来出现许多困难的情况。

高质量时间

　　高质量时间对父母和孩子来说都很重要。高质量时间是指父母和孩子花在做双方都想做的事情上的时间，这是很有趣的。如一起读故事、玩游戏、画画、做饭——任何安静、有趣和不费力的事情。如果可能的话，父母应该尝试在每天的某个时间为孩子留出这样一段高质量时间。这不需要太长时间，即使是10 分钟。当孩子觉得父亲或母亲为自己投入时间时，效果就会很好。

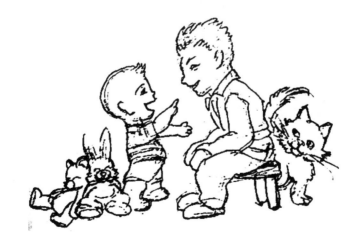

美好时光日记

日期 ··

时间 ··

孩子有什么好的表现? ··················
···
···
···

您做了什么来回应他? ·················
···
···
···

您的回应对孩子有积极的作用吗? ·········
···
···
···

您现在感觉如何? ·······················
···
···

艰难时光日记

日期 ....

时间 ....

导火索 ....
....

发生了什么？ ....
....
....

您做了什么？ ....
....
....

有没有让事态缓和？ ....
....

您现在感觉如何？ ....
....

您还有其他办法吗？ ....
....
....

第 9 章
第五步：在公共场合管理您的 ADHD 孩子

第 五 步 目 标

　　这个步骤的目标是让您将在这个方案中已经学到的所有技巧用于实践，并且将它们应用于公共场合的日常情境中。

第五步技巧概览

在方案的第五步，您将会学到以下技巧：

1. 倾听、分享感受和互相尊重。
2. 扩大计时器的使用范围。
3. 让孩子在公众场合平静下来。
4. 给孩子更多听得到的夸奖。
5. 在公众场合重复指令。
6. 使用家庭规则。
7. 给予奖励。
8. 延伸"适合教育的时机"。

第五步任务概览

在第五步，您将会执行以下任务：

- 使用清单来看看自己做得怎么样。
- 每天至少玩 10 分钟游戏。
- 坚持用日记记录美好时光和艰难时光。
- 找到适合教育的时机。

家长任务清单——自我监控

在我们讨论第五步的技巧前，我们为您介绍一种方法来回顾您在之前步骤中学到的技巧。下文附了一个简短的问卷（即家长任务清单），它基于我们此前在六步育儿法中讨论过的技巧。通过完成问卷，您可以看到我们在这本书中已经教给您的这些方法，您自己使用的究竟怎么样。您是否会觉得有一些方法和目标会比其他的更容易做到？作为父母，我们可能都会倾向于回避那些我们觉得困难的任务，或者我们只是忘记去做六步法中的一些步骤。问卷是帮助您自我检查的一种方法：哪件事您做得很好，在哪些方面您需要进行更多的练习。如果能与您的伴侣一起完成问卷，有时候是很有帮助的，因为你们两位都会有各自觉得比较简单的一些事情，你们可以互相支持去完成一些困难的项目。这是一个指南，可以帮助您反思您在前四个步骤中学到了什么，并且提供给您一个机会，让您清楚您做得怎么样。请花时间来完成它，并且多思考它代表什么意思。改变亲子教养方式和改变您孩子的行为一样都非常困难，但是这个问卷会展示您已经达成的程度。

技巧 1：倾听、分享感受和互相尊重

学习如何与孩子讲话可能是养育孩子时最重要的部分。它决定了您的孩子如何与其他人交谈，以及他在公众场合是如何表现的。所有的孩子出生时就具有他们各自的特性。与此同时，许多环境因素会影响孩子的行为表现方式，其中您作为父母如何去做是主要的影响因素。您的做法应该包括：

- 给予孩子引导和建议。
- 养育您的孩子。
- 建立规则、边界，并设定限制的条件。
- 保护孩子的感受，控制这些感受对孩子自尊心和社交技巧的影响。

家长任务清单

序号	任务	完全没有	有时	经常
1	我记得在给出指令前先引起孩子的注意			
2	我记得使用眼神交流来营造积极氛围			
3	我很擅长经常给予表扬			
4	我和我的伴侣在共同管理孩子的时候配合密切			
5	我对待孩子的方式连贯一致			
6	我给我的孩子明确的信息			
7	当我的孩子需要改变他正在做的事情时，我会使用倒计时法			
8	我有清晰的行为界限			
9	我避免争吵，保持冷静，能预料到困难的时刻			
10	我尝试给我的孩子有限的选择			
11	我使用"我们"这个词，而不是"你"			
12	我每天至少和我的孩子玩 10 分钟来提高他的注意力			
13	我练习过和我的孩子使用"安静时间"法			
14	我确保和孩子讲话时使用恰当的语气			
15	我谈论我的感受，并且鼓励我的孩子也这么做			
16	我倾听孩子对我说的话			
17	我尝试通过描述他正在做什么，来拓展他的玩耍范围			
18	我能很好地处理孩子任何情绪爆发的事件			
19	我尽可能预测并分散孩子的注意力，防止发生情绪爆发事件			
20	我常常使用计时器			
21	我向他人（奶奶等）表扬孩子的行为			
22	我记得对我的孩子重复指令			
23	我有明确的家庭规则			
24	我定期回顾孩子的能力，以便于帮助他进步（支架式教学）			
25	我定期反思自己作为父母做得怎么样			

所有这些是在交流和示范中执行的。

"他们会长大的"这种言论通常情况下是一种借口。不可接受的行为如果没有被制止，只会变得更糟。管理年幼的孩子很困难，但是如果不去制止他的不当行为，当他再长大一些的时候，由于良好的沟通基础和行为界限没有建立起来，他的问题会变得更糟糕。

交谈有助于发展语言技巧，促进孩子的语言表达能力，以及与他人沟通的能力。倾听孩子的心声有助于使孩子产生一种被理解和被尊重的感觉，会让您的孩子感到被认可和被信任，也会让他感到安全。当孩子有足够的安全感时，他才会愿意把自己的困难告诉您。无论他讲述的事情多么糟糕棘手，作为家长，您都要耐心倾听。在这些时候，他需要确信您会帮助他，即使他知道您可能会对他生气。作为父母，应该学习倾听和关注的技巧，这也是一门艺术。

许多家庭会发现用语言来表达感受非常困难。如果这对于成年人来说都很困难，那么对于孩子来说几乎是不可能的。许多在处理情绪方面有困难的孩子非常痛苦，因为他们不知道该用什么词语来描述和表达他们的感受。您的孩子需要示范，他需要听到正确的描述情感的词语。他需要知道如何使用适合儿童发展阶段的词汇和想法来探索情绪的变化。如果您能在日常用语中使用情绪类的词汇，这将会非常有帮助，例如，"我感到很生气，因为我打不开这个罐子"。

道歉——道歉是一种健康的互动方式。如果您道歉，您的孩子也会学着道歉。明确您为什么道歉非常重要。确保您所说的是您要表达的意思，而且语音、语调与您所说的内容要相符。在家中您对孩子使用语言的方式，直接且立竿见影地影响到他在公众场合如何与他人互动。

技巧 2：扩大计时器的使用范围

在之前两个步骤中，我们讨论过使用计时器来帮助孩子学习时间的概念，以及在活动中设立界限。

计时器之所以有用有很多原因：

• 计时器可以帮助孩子学会为了某个目的而等待，例如，父母可能会说："当计时器到点时，你就可以……"（参见之前步骤中的"学会等待"。）

• 计时器可以帮助孩子玩得更久，并且培养他的专注力。父母可以这样说："你觉得今天你能玩多长时间拼图？"

• 计时器可以通过设定一个界限来帮助孩子。计时器可以给出一个明确的开始时间和一个明确的结束时间。父母可以这样说："看看你能不能在计时器计时结束前穿好衣服。"

• 计时器可以用来帮助孩子设定他自己的时间，例如，父母可以这样说："你知道自己接下来必须等待，那你觉得你今天能等多长时间？"这有助于孩子思考他的等待时间，也可以鼓励他延长自己能等待的时间。

• 计时器可以帮助孩子逐渐建立对时间的感知体系，从而能够评估做事情所需要的时间。要记住，有的 ADHD 儿童在这方面有困难。

使用计时器可以帮助您的孩子开始学习自我调节的方法，理解自己的困难，并且提供给他管理这些问题的技巧。

技巧 3：让孩子在公众场合平静下来

我们已经讲过如何保持平静，如何在讲话时尊重您的孩子，以及当事情变得困难时如何去做。这些都是帮助您的孩子的很好的技巧。患有 ADHD 的儿童往往"停不下来"。您的孩子会发现他很难放松并且安静地坐一会儿。以下方法能帮助您的孩子。

小贴士：帮助您的孩子放松的小窍门

- 在白天设定一个特定的安静时间，让孩子听放松的音乐或安静地阅读。
- 有些孩子喜欢洗有泡泡的温水澡。
- 有些孩子喜欢足部按摩。
- 有些孩子喜欢有人搔他们的背。
- 当你们互相讲故事的时候，静静地躺在地板上可以让人放松——只要是故事，都会让人放松！

患有 ADHD 的儿童通常表现得很活跃，但是他们需要知道不是每个人都能跟上他们。

尝试发现那些能够让孩子放松的活动，这些活动最适合您的孩子。这个活动可以是看电视、做按摩，也可以是听音乐。这是他需要学习的一个重要技能，因为他经常有大量的精力，以至于会把自己和他人都搞得筋疲力尽。

帮助您的孩子放松会使他在今后的生活中维持友谊和良好的人际关系。如果您的孩子能够学会在家里适度地放松，他在公众场合同样会变得更加平静。

您的孩子需要提前知道一天的计划，记住，这一点非常重要。

如果您计划要去超市购物，您已经知道这种环境有时候会让您的孩子感到无聊和易怒，那么提前告诉他您必须要去买东西。您应该尽快地完成购物过程，可以让他帮忙拿一些东西。如果他能够帮忙并且不发脾气，那么他可以得到一个奖励（你们出门前您已经同意的奖励）。请记住，对于年幼的孩子来说，超市是喧闹的场所，容易分散孩子的注意力，您的孩子可能并不愿意待在那里。那么尽可能地缩短购物时间，并且通过让他参与购物的过程来鼓励好的行为。

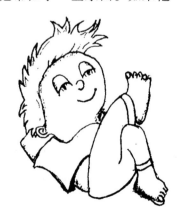

尽可能预测您的孩子何时会发脾气，然后尝试分散他的注意力并鼓励他安静地坐着。如果他已经开始大发脾气，那么把他带到一边去。如果分散他的注意力不管用，那就坐在他旁边，在保障他安全的前提下忽略他的发脾气行为，直到他停下来。如果这招还是不起作用，请放弃购物，带他回到车里，这时您可以使用计时隔离法。

最重要的是：

- 在您和他尚未疲惫的时候，认真地为外出做好计划。
- 使行程尽可能简短。
- 保持他的参与感和兴趣，这样他不会感到无聊。
- 表扬好的行为。
- 最后给予奖励。

技巧 4：给予孩子更多听得到的夸奖

第二步提到过，这是一个简单的技巧——在孩子能听到的范围内，与伴侣、朋友或亲戚谈论孩子表现出的积极行为。鼓励他人看到孩子的优点，这是提高孩子自尊感的好方法。ADHD 的儿童常常被看作淘气的孩子，因此，这也是一个确保他们的闪光点可以被看到的好方法。请记住，在公众场合有机会时要坚持这么做。对您的孩子来说，知道您对他的评价很高是一件非常重要的事情。

技巧 5：重复指令

让您的孩子重复指令是提醒他正在进行的任务和帮助他记忆的一个好方法。请记住，ADHD 的儿童有短时记忆障碍。这表示您的孩子常常记得几个月前发生的事情，但是记不住您刚才让他做的事情。如果您的孩子表现出这方面的困难，那么帮助他的一个好方法就是，温柔地请他告诉您他接下来要做什么，例如，"是不是该穿鞋了？"也可以问孩子："妈妈 / 爸爸刚才让你做什么？"请记住，指令必须简短。每次给出的指令不要超过一条或两条。不要每次都让孩子重复，只是偶尔或当这件事情很重要的时候，再让孩子重复指令。

技巧 6：家庭规则和外面的世界

就像我们所看到的，这些方法在很多方面都非常有用。它们可以给您一个机会去思考对于您的家庭来说什么是真正重要并且值得去坚持的事情。它们也给您一个机会，与其他家庭成员讨论什么对他们来说是重要的，这样你们可以找到一种统一的养育方式，并一起讨论困扰所有人的问题。家庭规则需要每个人都遵守，（如果可能）家里的访客也需要遵守。无论是在奶奶家、孩子的看护者家里，还是在孩子所到的其他公众场合，都应该尽可能使用同样的规则，这对建立孩子的良好行为是很有帮助的。

规则应当简单，如果打破规则应当承担后果。也就是说，应当事先想到打破规则可能造成的结果，并提前商定如何给予相应的惩罚。无论何种惩罚都应该是短时间的，必要时可重复进行。理论上惩罚的方式应当提前获得所有人的同意，包括孩子。

有一些家庭规则和惩罚方式已经被证明是适当的，比如：对于骂弟弟或打弟弟的行为，惩罚方式是孩子失去半小时看电视的时间；对于在家具上蹦跳的行为，惩罚方式是必须安静地坐 2~3 分钟。

当 ADHD 儿童忘记惩罚的目的时，短时间的惩罚可以很容易地被重复使用，因此，短时间惩罚比长时间的惩罚更有效。请记住惩罚应当是公平而且容易被理解的。您可以看到，在上述例子中，打人导致的惩罚比在家具上蹦跳的惩罚时间更长，力度更大。让孩子清楚地认识到这一点很重要，因为如果他无论做了什么都被送回房间接受同样时长的惩罚，那么这种惩罚将无法达到其应有的价值。

建立起一致的家庭规则是一种既能遵守家规，又不会显得唠叨的好方法。父母可以说："噢，宝宝，我看到你已经违反了规则，那就表示你必须……，没关系，我相信你很快就会记住那条规则的。"当您的孩子长大一些，您可以问他您能做什么来帮助他记住这个规则。这样您是在鼓励孩子为自己的行为负责，并看到他可以在帮助下学会自己记住规则。班级规则常常在每个学年初期就设定了，这样做是为孩子上学前做一个很好的准备。即使是患有 ADHD 的儿童也会很快知道学校的规章制度，因为这些规章制度会被明确地告知，而且通常会被张贴在墙上。给予孩子视觉提示也会很有帮助。

值得提醒的是，惩罚措施并不是帮孩子建立良好行为的好方法。必须在奖励和惩罚之间取得平衡。从长远来看，表扬比惩罚效果好得多，因为表扬是教给孩子您希望他怎么去做，而不仅仅是您不希望他怎么做。如果可能，请进一步和孩子商量着制定一些积极的规则，例如，我们慢慢走路，互相友好地说话，并且对您的孩子能够遵守这些规则而给予表扬。**在家中规则建立得越好，在公众场合您和孩子执行这些规则将会越自然。**

> ### 小贴士：家庭规则的小窍门
>
> • 你们共同制定行为界限、限制条件和奖励方案是非常重要的。和您的伴侣及孩子一起设定行为界限，并且讨论如果它们被打破会发生什么。
>
> • 如果规则被打破，在惩罚的时候要始终如一，公平而且坚定。
>
> • 帮助您的孩子记住规则，并且确保他能理解打破这些规则的后果。
>
> • 如果您看到孩子就快要打破规则了，及时提醒孩子，给他机会去改变自己的行为。

不需要父母二人同时来执行一个惩罚。如果有必要，父母双方都应该能够单独地执行惩罚措施。没有执行惩罚措施的那个家长可以通过说类似这样的话："妈妈不得不给你那样的惩罚，真是有点丢脸。我在想下次你能换别的办法来避免这种情况吗？"帮助孩子在下次做出不同的行动。让孩子自己想出点子来，这样一来他就可以学习不同的行事方式。有一点很重要，在这么做之前要先给孩子时间让他冷静下来。他需要在您的帮助下才能够想出办法来。

请记住使用惩罚的同时也要尽可能多地给予奖励，这样可以增强孩子的自尊心。

技巧 7：奖励

一般来说，孩子们对奖励的反应要好于对惩罚的反应，ADHD 儿童在这一点上并没有什么不同，只是他们会因为自发的行为而更容易被斥责。例如，他们可能因为在课堂上做小动作或不举手就大声说话而被训斥。这些困难是由于孩子的 ADHD 疾病特征而产生的。只有随着时间的推移，在您的帮助下，这些问题才能逐渐得到改善。

因此，奖励对于增强孩子的自尊心是非常重要的，它可以让孩子知道哪些事情自己能够做好。奖励不需要很贵，可以是与孩子度过高质量的快乐时光，例如，放学后去公园，一起玩一个游戏或一起编故事。您可以给孩子一些代币来供他收集，当他有5 个代币的时候，就可以去公园玩一次。如果您使用代币制，在您惩罚孩子的时候，请不要一次性将孩子积攒的所有代币都拿走，您可以用一个不同的惩罚来代替。除了奖励特定的任务外，当您看到他做得不错，而这件事不在事先约定好的奖励范围之内的时候，也要奖励他。

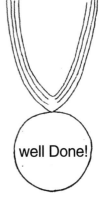

技巧 8：延伸"适合教育的时机"

记得要跟孩子一起练习他在公众场合要用到的技巧。您和孩子在家中用得很好的技巧会对你们外出提供极大的帮助。把握适合教育的时机不仅能够拓展孩子的学习能力，而且还传递给孩子这样一个信息：您在养育和沟通方式上做出的改变不仅是在家里，也同样适用于公共场合。

例如，沿着马路走的时候可以玩计数游戏。将同样类型的汽车或卡车配对也是确保孩子集中注意力的好方法。只要您不是正在做每周的采购（选一个您不赶时间的时候），超市是一个极佳的学习之地。让孩子选择两罐看起来一样的豆子罐头。或者您可以拿着标签，让孩子去找跟他的清单上匹配的罐头或包装袋。在结账的时候，看看您能不能在他等待的过程中分散他的注意力，并且记得赞扬他的等待。重复强化练习将有助于儿童的学习（反复做这件事直到他掌握诀窍）。

我们已经看到一块神奇的毯子可以帮助孩子保持安静，如果有必要，请带这样的一块毯子去奶奶家或者去商店，这并不困难。正如我们在第 98 页讨论的，您可以在您的包里放一块毯子或一条围巾，把它当作"流动"的冷静区。

第五步任务

在这一步最开始的时候使用家长任务清单，看看您做得怎么样。把您觉得容易做的事情和您觉得较难做的事情标记出来。与您的伴侣或朋友讨论这些事情，如果您愿意的话，可以寻求他们的支持。

尝试在日常生活中寻找适合教育的时机，这样您对这些技巧的使用就能够转移到所有的情境和地点了。您练习得越多就会越自信，这些技巧就会成为您的第二天性。

记得与孩子每天玩耍 10 分钟。孩子将会对您的坚持作出反应，并且随着时间的推移从中得到进步。ADHD 儿童的行为发生改变需要更长时间，但这是非常值得的。

自身有 ADHD 症状的父母

我们在六步育儿法开始时提到，自身患有 ADHD 的父母在学习技巧和执行任务时，可能比未患有 ADHD 的父母遇到更多的困难。我们认为这是由他们自身的 ADHD 症状导致的。**如果您觉得您的育儿方式受到了自身 ADHD 症状的影响，请去找您信任的人来帮助您。**看看他们是否能够察觉到您觉得困难的任务或情境，并在您做的时候给予支持。有一点很重要，请不要选择一个会过多替代或指导您行动的人，因为这只会打击您自己在管理孩子上的自尊心。选一个可以长期帮助您的人，一个理解 ADHD 的人，一个您喜欢的人！幽默感也会有所帮助。

记得要坚持记日记。

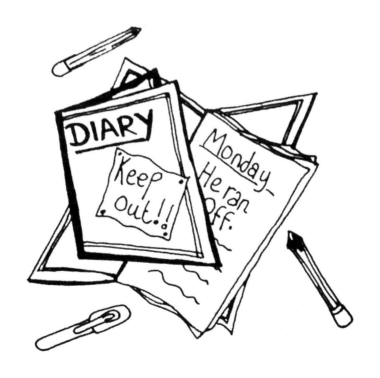

总结与回顾

第五步目标

第五步的目标是回顾您之前所学技巧的进展情况，并且将其转化到公共场合的情境中。

第五步技巧总结

您学到的技巧是：

1. 倾听，分享感受和互相尊重。

2. 扩大计时器的使用范围。

3. 让孩子平静下来。

4. 给予孩子听得到的夸奖。

5. 重复指令。

6. 在公众场合使用家庭规则。

7. 给予奖励。

8. 寻找适合教育的时机。

第五步任务回顾

您执行的任务是：

- 使用清单来看看自己做得怎么样。

- 每天至少玩 10 分钟游戏。

- 坚持用日记记录美好时光和艰难时光。

- 找到适合教育的时机。

美好时光日记

日期 ···

时间 ···

孩子有什么好的表现? ···

···

···

···

您做了什么来回应他? ···

···

···

您的回应对孩子有积极的作用吗? ···································

···

···

···

···

您现在感觉如何? ···

···

···

···

艰难时光日记

日期 ....

时间 ....

导火索 ....
....

发生了什么？ ....
....

您做了什么？ ....
....
....

有没有让事态缓和？ ....
....
....

您现在感觉如何？ ....
....

您还有其他办法吗？ ....
....
....

第 10 章

第六步：提前计划

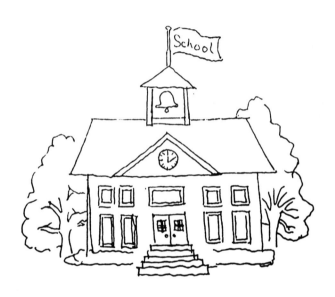

第六步 目标

　　这个方案最后一个阶段的目标是让您继续将所有学到的技巧转化到日常情境中，并且做好在未来使用它们的计划，尤其是在进入新阶段和新地点的过渡时期，比如当您的孩子开始上学或者转学的时候。

第六步技巧概览

我们在这一章介绍的两个重要的技巧是：

1. 在困难的时候如何应对。

2. 当您需要的时候如何寻求帮助。

第六步任务概览

在最后这一步您要练习的任务是：

- 回顾在前几步中学到的技巧。

- 随着孩子年龄的增长，及时审视并重新评估孩子的能力。

- 记住照顾好您自己。

- 回顾各种场景来重温您已经获得的技巧。

- 为您的孩子上学或者从婴儿到成人的成长阶段做好准备。

- 与学校一起合作。

第六步简介

这一步涉及如何为未来做好准备。到目前为止，您应该已经能够使用我们介绍的这些技巧进行练习，并从中得到自信，也可以看到孩子在您的努力下取得的进步。

我们知道 ADHD 儿童面临过渡时期会有困难，也就是说，从一种情境过渡到另一种情境时会存在问题。例如，父母家庭之间的过渡（如果父母分居），或是从幼儿时期过渡到小学阶段。

应该为过渡时期提前做好准备，让您的孩子能适应不同的困难场景，这一点很重要。这些准备工作包括紧密合作，并且在两个地方之间尽可能多地保持一致性。为了做到这一点，良好的沟通是必不可少的。如果您在这方面有困难，尽早向专业服务机构寻求帮助。

技巧 1: 在困难的时候如何应对

在生活中，我们总会遇到面临挑战的时刻。这些时刻包括丧亲之痛、损失、关系紧张或经济困难等。在这些时候，孩子们会受到周围成年人的焦虑的影响，他们的行为在此期间往往表现得更加糟糕，患有 ADHD 的儿童也不例外。

孩子受到影响可能有很多原因。由于艰难时光的存在，您可能在无意之中减少了与孩子相处的时间。患有 ADHD 的孩子可能会有几种不同的反应方式。他可能会发脾气——这也许会让您觉得好像您又回到了使用这个方案干预之前的样子。他可能会要求更多的关注，并且大多数情况并不是以一种积极的方式来表达。如果您曾经有过一段压力很大的时期，而您孩子之前的行为还不错，现在却变得越来越糟，那么您有必要再读一遍这本书的相关章节来提醒自己，孩子行为的退步是否可能是因为您停止了某些干预措施所导致的。例如，有时候父母会因为他们正在经历的困难而无意识地放松家庭规则，这会导致孩子采取一些试探性的行动来测试原来约定的行为界限是否保持不变。当您感觉能力可以顾及时，应尽快重新建立规则和界限，这一点非常重要。这将有助于重新解决孩子的行为问题。

孩子们常常会因为已经发生的事情而自责。有时父母生气可能只是因为他们刚刚吵架了，而孩子却会想："是因为我想在错误的时间吃早餐才让爸爸和妈妈心情不好的""奶奶是因为我淘气才去世。"这些事情显然不是孩子的错。宽慰您的孩子，和他讨论您的感受和他的感受，帮助孩子理解为什么他会觉得很难受。

技巧 2: 当您需要帮助时请寻求帮助

如果情况非常糟糕，在您努力应对的同时，可以向您信任的人寻求支持。可以是亲密的朋友、亲戚或者专业人士。健康随访员、学校护士或者您的医生也可以给您建议，或者为您提供解决问题的方向，比如谁愿意且有资格提供帮助，不要害怕发问。

第六步任务

反思前面的步骤并重新评估您的孩子，因为他正在逐渐长大

继续您在第一步到第五步中学习到的所有技巧。我们建议您继续执行第一步到第五步中所有的建议。这些方法最终将成为您一种自然的习惯。这些技巧适用于所有的孩子，您也可以把它们用在您其他的孩子身上。请记住，这个方案是为年龄较小的孩子设计的，但这些步骤可以很容易地适应孩子的成长。请您保持相同的原则，将步骤调整为适应孩子年龄的方式即可。

例如，对青少年实施"安静时间"法通常可以在他们的房间，选择的主题可能是围绕着衣服或者音乐，例如，"你想要下载这首音乐还是那首音乐？"或者"……你想穿这双鞋还是那双运动鞋？""你想现在去洗碗，还是想等看完电视再去？"

您可以制定日计划或者周计划，让他们估计完成这些任务需要多长时间，然后帮他们计时，看看他们能否准确判断时间。通过这些方法可以帮助儿童和青少年建立时间概念。

玩耍和游戏应该以更加复杂的方式来进行，比如"sets"*，他们必须通过辨认形状、颜色和图案，使用视觉技巧来完成游戏。家庭游戏也同样有用，可以帮助青少年学习轮流等候，帮助他们应对失败，同时也可以让他们玩得很开心。例如，拼字游戏、"你说我猜"游戏、"猜猜我是谁"等游戏。

照顾好您自己

养育 ADHD 儿童会很辛苦。这本手册的目的是支持您成为孩子的向导和教练，帮助孩子克服他正在经历的一些困难，同时也帮助您在管理他的行为时有足够的自信，相信自己有能力做好这些工作。

即使您可能已经拥有了所有知识和技巧，养育孩子仍然是一

---

*译者注：这是一种卡牌游戏，81 张卡片，每张卡片具有 4 种不同的属性：性状、数量、底纹和颜色。每种属性都有不同的形态，按特定的游戏规则进行。

项困难的工作。最重要的是，在这至关重要的养育角色中，您要找到支持自己的方式。许多家长告诉我们，有了 ADHD 孩子，他们实在是很难找到属于自己的时间，或者与伴侣相处的时间。**如果您还有任何疑虑，想一想您作为孩子的榜样，孩子从您身上能学到什么。** 成为 ADHD 孩子的榜样并不是一件容易的事，但是通过以身作则，孩子会知道：您需要个人独处或与伴侣相处，来维持自己的幸福和构建人际关系。

回顾本书中的场景

这是这个方案的最后一个步骤。目前您应该能够把您已经学到的知识应用于实践。您必须认识到变化很少在一夜之间发生，而是往往需要经历几个月的时间才可能看到显著的改善。**改变固有的育儿方式是一件很困难的事，所以请坚持使用本书中的指引。**

如果您不能一直练习它们，请原谅自己，因为我们都是普通人。只要尽可能尝试即可。我们从其他家庭的实施情况可以确信这些办法是有用的。

正如前文提到的，这本书适用于所有孩子。如果您有其他孩子，虽然他们不一定也是好动的孩子，但这本书同样也可以帮助他们。不过，这本书是专门针对 ADHD 儿童的。我们发现，对于一些父母来说，在几个月的时间里，如果能够把这本书的方法实施至少两到三遍，这对改善孩子的行为是有帮助的。您应当坚持反复复习本书中的内容，直到您非常熟悉其中的所有方法。有些家长可能会发现，这本书中有的方法实施起来并不太容易。那是因为它也许是一种看似简单，但是坚持到最后才奏效的特定的方法。所以，如果一开始看上去效果不明显，或者您遇到效果不佳的时候，不要沮丧，要从长远来考虑。如果有需要，这个方案可以长期应用在孩子身上。

为孩子顺利实现向学校过渡做准备

您可能会发现，当您的孩子从医院进入学校，从幼儿园升入小学，或从小学升入中学的时候，孩子最容易出现行为问题。因为在熟悉的环境发生改变的时候，您的孩子可能会出现难以适应的表现，甚至看上去行为有些倒退。如果是这样，您可能会需要重新回顾这里的学习指引。对 ADHD 的儿童来说，必须安静地坐很长一段时间、遵守学校规则、排队、做家庭作业……所有这些都是很困难的技能，具有挑战性。

您可以为孩子在新学校可能遇到的变化提前做些准备。他的学校也会采取一些准备措施。如果父母乐意的话，他们应当让孩子的学校知道孩子患有 ADHD，并且把这本书拿给孩子的老师看，这样老师们就可以思考书中的策略是否对教学有帮助。

小贴士：轻松实现向学校过渡的小窍门

• 帮助您的孩子学会安静地坐着，通过进行填色、玩游戏或者看书的活动，来延长专注的时间，从而为上学做准备。

• 让他练习以正确的方式向兄弟姐妹或者朋友要玩具，而不是通过抢的办法。

• 让您的孩子明确地知道，谁会送他去学校并且接他放学。

• 您的孩子不会一直记得您告诉他的事情。如果他忘记了，他可能会变得焦虑，并因此会对您或者对周围的某个人发脾气。有时候在他的午餐盒里留一张提醒的字条，可能会帮助他重新想起来下一步应该干什么。如果写几句鼓励的话，会让他在这一天都感到安心。

总结：一般建议和提示

养育 ADHD 的儿童会很辛苦，他们需要您使用所有的养育技巧。继续跟您的伴侣合作，给孩子的指令信息要保持一致。

如果您需要提醒自己该做什么，请回到这本书的最前面。通过清单来查看自己是否在持续使用这些技巧。请善待自己，可以寻求他人的支持来疏导情绪。确保您有属于自己的时间，以及与伴侣独处的时间。和伴侣独处是构建和维持良好关系的一个很管用的办法。

如果您经历了很糟糕的一天，请原谅自己——我们都遇到过这种情况。请积极争取他人的支持，当情况变得艰难的时候，家人和朋友可以成为生活的拯救者。

我们提供了一些场景来让您练习已经获得的技巧，您可以回顾一下你们的互动是如何进行的。您可以在本书最后找到这些内容（第 132~133 页）。

在本书的最后，我们提供了一个"家长任务清单"的副本，用来提醒您自己做得怎么样，并且在第 134 页设有任务清单，方便您查找需要回顾和复习的任务。所有技巧的编号、表格可以帮助您定位这本书中您想要复习的地方。

请记住，随着六步育儿法应用的时间越来越长，孩子的症状应该越来越容易得到控制，但是学校可能会是一个挑战（这种挑战可以是积极的，也可以是消极的）。

关于药物的说明

本书并没有涉及药物治疗的信息，这些药物可能对于改善 ADHD 的症状有帮助。您可以从您的保健医生、诊所医生或护士那里获取更进一步的信息。您也可能不需要进一步的帮助，但如果您试图从一个有利的角度来看待专业人士的服务，他们可以帮助您。

本书中的六步育儿法有时候可能不足以控制您孩子的症状，特别是在学校里。如果是这种情况，那么药物治疗可能会有所帮助。当儿童确实需要药物治疗时，研究显示，如果父母使用本书中的方法，他们的孩子用药的剂量将会更小，药物副作用也会更少。

通过阅读这本书并采纳我们的建议，您就能为自己、孩子和您的家庭营造更好的生活。祝贺您，愿您未来一切顺利。

美好时光日记

日期 ....

时间 ....

孩子有什么好的表现？ ....
....
....
....

您做了什么来回应他？ ....
....
....
....

您的回应对孩子有积极的作用吗？ ....
....
....
....

您现在感觉如何？ ....
....
....
....

艰难时光日记

日期　．．

时间　．．

导火索　．．

发生了什么？．．

您做了什么？
．．．．．．．．．．．．．．．．．．．．．．．．．．．．．．．．．．．．
．．．．．．．．．．．．．．．．．．．．．．．．．．．．．．．．．．．．

有没有让事态缓和？．．．．．．．．．．．．．．．．．．．．．．．．．．．．．．
．．．．．．．．．．．．．．．．．．．．．．．．．．．．．．．．．．．．．

您现在感觉如何？．．．．．．．．．．．．．．．．．．．．．．．．．．．．．．．．．
．．．．．．．．．．．．．．．．．．．．．．．．．．．．．．．．．．．．．．．

您还有其他办法吗？．．．．．．．．．．．．．．．．．．．．．．．．．．．．．．
．．．．．．．．．．．．．．．．．．．．．．．．．．．．．．．．．．．．．

资　源

练习场景

以下的场景是虚构的，但却借鉴了我们与 ADHD 儿童及其家长打交道的丰富经验。您应该把他们当作多项选择题。

汤姆玩起来总是有问题，他的专注力很差，只能持续几分钟。您能做些什么？

1. 告诉他必须坐下来玩耍。

2. 忽略这些，总有一天他会学会的。

3. 帮助他，留出固定的时间陪他一起玩，使他有机会练习。

线索：ADHD 儿童常常会错过重要的游戏步骤。

*　　*　　*

您让瑞秋到楼上去拿她的书包。她还没有回到楼下，但上学已经快要迟到了。您会：

1. 提醒瑞秋她要去干什么，给她一个下楼的时间限制。

2. 对瑞秋大喊，告诉她，她快迟到了。

3. 您自己到楼上去拿书包。

线索：ADHD 儿童存在短期记忆问题。

*　　*　　*

吉米从学校出来，在回家的路上一直很危险地跑来跑去。您会：

1. 开车去接他。

2. 给他拴上绳子，让他在朋友面前感到难堪，这样他就不会乱跑了。

3. 理解他可能在一整天集中精力地学习后需要活跃一下。跟他进行一个约定，如果他能够走在您旁边，他就可以去回家路上的公园里玩一会。

线索：ADHD儿童会觉得很难保持一整天都注意力集中，他们需要发泄一下。

＊　　＊　　＊

当您去接布莱德利回家时，他的老师要和您聊几句布莱德利的难处理的行为，您和老师聊了聊。您会：

1. 感到尴尬，在回家的路上训斥布莱德利，问他为什么这么淘气。

2. 等你们回到家，与布莱德利聊聊他这一天过得怎么样，哪些还不错，哪些很糟糕，给他出一些主意，预防类似的事情再次发生。

3. 当你们回到家时惩罚他——必须让他知道，如果他再淘气将会受到惩罚。

线索：ADHD儿童会在解决问题上感到困难。通过自由地探索困难，您可以帮助他们学会用不同的方式来行动。

＊　　＊　　＊

布莱德利在学校仍然有困难，老师已经是那个星期第三次叫您来学校了。您会：

1. 到学校去，找布莱德利谈话，感到尴尬和无助，然后回家。

2. 邀请一位朋友跟您一起，安排之后的一个固定时间见面，并询问老师在学校里为布莱德利和他自己寻求了哪些帮助。

3. 不去学校接他，让朋友替自己去。

线索：为您的孩子争取尽可能多的支持，与孩子接触的人要理解孩子的困难，这很重要。

＊　　＊　　＊

您责备了艾米。她大喊说您不爱她。您会：

1. 告诉她您不爱她。

2. 您生气了，告诉她其实您很爱她。

3. 告诉她，您认为她是因为您责备她而心烦意乱，您确实是爱她的，但是她必须停止正在做的事情。

线索：坚强一些。把孩子和行为分开，同时保持态度一致。

回顾表

根据第 67~85 页的指导来使用下面的回顾表。它是评估您的孩子能力的非常有用的工具。如果页面不够请自己加页。

回顾表

日期	您观察到了什么？	您的孩子完成这项任务花了多长时间？	您的孩子可以胜任吗？	他求助过吗？

家长任务清单

这是一份简短的调查问卷，内容基于六步育儿法的理念。我们希望通过完成这个问卷，让您看到您在使用我们的六步法育儿中介绍的任务和技巧方面做得怎么样。您是否会觉得有一些步骤比其他的更容易做到？我们都会倾向于回避那些我们觉得困难的步骤，或者我们只是忘记去做六步育儿法中的一些步骤。问卷是帮助您自我检查的一种方法：哪件事您做得很好，哪些您需要进行更多的练习。与您的伴侣一起完成问卷有时候是很有帮助的，因为你们俩各自都会觉得某些事情更简单，那你们就可以支持对方去完成你觉得困难的项目。

家长任务清单

序号	任务	完全没有	有时	经常
1	我记得在给出指令前先引起孩子的注意			
2	我记得使用眼神交流来营造积极氛围			
3	我很擅长经常给予表扬			
4	我和我的伴侣在共同管理孩子的时候配合密切			
5	我对待孩子的方式一致			
6	我给我的孩子明确的信息			
7	当我的孩子需要改变他正在做的事情时，我会使用倒计时法			
8	我有清晰的行为界限			
9	我避免争吵，保持冷静，能预料到困难的时刻			
10	我练习给我的孩子有限的选择			
11	我使用"我们"这个词，而不是"你"			
12	我每天至少和我的孩子玩 10 分钟来提高他的注意力			
13	我练习过和我的孩子使用"安静时间"法			
14	我确保和孩子讲话时使用恰当的语气			
15	我谈论我的感受，并且鼓励我的孩子也这么做			
16	我倾听孩子对我说的话			
17	我尝试通过描述他正在做什么来拓展他的玩耍范围			
18	我能很好地处理任何孩子情绪爆发的事件			
19	我设法预料并分散孩子的注意力，防止发生情绪爆发事件			
20	我常常使用计时器			
21	我向他人（奶奶等）表扬孩子的行为			
22	我记得对我的孩子重复下达指令			
23	我清晰地展示了家庭规则			
24	我定期回顾孩子的能力，以便帮助他进步（支架式教学）			
25	我定期反思自己作为父母做得怎么样			

参考信息

以下书籍和网站能够为多动症儿童及其父母提供更多的信息和支持。

书　籍

• Serfontein G. (2005) The Hidden Handicap: How to help children who suffer from Dyslexid, Hyperactivity and Learning Difficulties. Australia: Simon and Schuster

• Green C, Chee K. (1995) Understanding Attention Deficit Disorder. New York: Vermillion

• Zelgler Dendy, Chris A. (1990) Teenagers with ADHD/ADD: A Parents Guide. Fawcett Columbine: Woodbine House Inc

网　站

- 注意缺陷障碍学会：www.add.org
- ADDISS（ADHD 信息服务）：www.addiss.co.uk/
- CHADD（儿童和成人注意缺陷多动障碍）：www.chadd.org
- Young Minds：www.youngminds.org.uk
- 心理健康基金会：www.mentalhealth.org.uk
- 英国皇家精神科医学院：www.rcpsych.ac.uk